U0332695

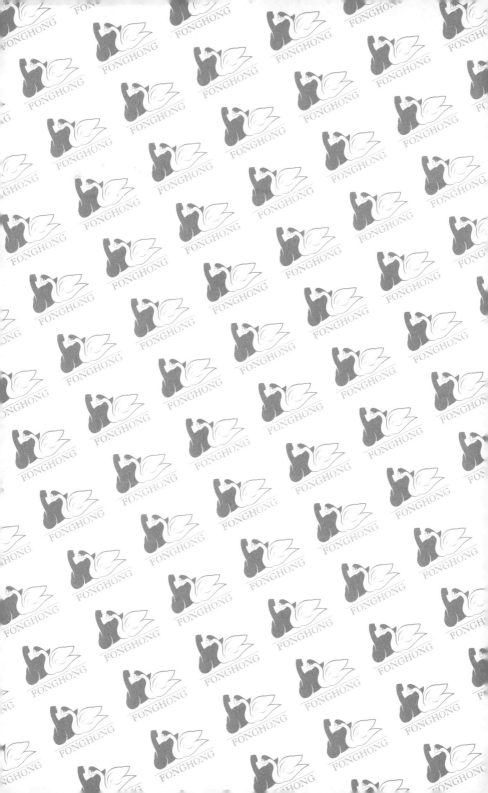

生命的反转

急重症科医生手记

李文丰 —— 著

天津出版传媒集团

天津科学技术出版社

图书在版编目（CIP）数据

生命的反转：急重症科医生手记 / 李文丰著. --
天津：天津科学技术出版社，2021.6

ISBN 978-7-5576-8945-2

Ⅰ.①生… Ⅱ.①李… Ⅲ.①急性病—诊疗②险症—
诊疗 Ⅳ.①R459.7

中国版本图书馆CIP数据核字(2021)第060959号

生命的反转：急重症科医生手记
SHENGMING DE FANZHUAN:
JIZHONGZHENGKE YISHENG SHOUJI

责任编辑：孟祥刚

责任印制：兰　毅

出　　版：天津出版传媒集团
　　　　　天津科学技术出版社

地　　址：天津市西康路35号

邮　　编：300051

电　　话：（022）23332490

网　　址：www.tjkjcbs.com.cn

发　　行：新华书店经销

印　　刷：三河市金元印装有限公司

开本 880×1230　1/32　印张9.5　字数200 000
2021年6月第1版第1次印刷
定价：58.00元

这是一本医学科普书。

与大多数知识讲解类的科普书籍不同，这本书力图通过讲述一系列惊心动魄的医疗抢救故事，来达到普及急诊、重症科医学常识的目的，这些精彩的故事基本上都是真实的案例。其中，有的成功，有的失败；有的令人懊恼，有的发人深省；有的让人拍案叫绝，有的让人辗转反侧……但无论如何，这些案例肯定能让普通读者更加了解医学、了解人体，了解医生诊断治病的过程，了解疾病的复杂性。

一个危重病人的抢救，通常需要很多科室的鼎力协助。这个过程当中，医生的临床思维处于主导地位。临床医生要思考：为什么患者会有这个症状（比如胸痛）？症状背后的真正病因是什么？只有找到真正的病因，才能进行更有效的治疗。

但医生寻找病因的过程往往是不顺利的，因为疾病通常是千变万化的，医生需要在繁复的临床资料中抽丝剥茧，进行逻辑推断，再加上必要的、合适的辅助检查（比如 CT、彩超等），才有可能揪出症状背后的"元凶"。这个过程可能需要数小时、数天、数周时间，甚至有少数病例是医生穷尽努力依旧一头雾水的——这自然跟临床医生的水平、经验有关，但也跟疾病本身的异常复杂性有关。

当然，现实中绝大多数病例都是相对简单的，医生只需要快速地评估就能做出正确的判断，只有少数病例属于疑难杂症。本书专门记录了那些疑难的、复杂的、"有意思"的病例，并不代表现实生活中的临床情况都这么复杂，读者朋友们对此不要过于担心。

书中经常会出现的两个人物，一个是急诊科医生老马，另一个是重症医学科医生华哥。老马在急诊科摸爬滚打将近二十年，知识储备极广，经验丰富，目光犀利，是个名副其实的老将了。华哥从医将近十年，头两年在医院各大科室轮转值班，博采众长，后来定岗在重症医学科，是一个出色的重症医学科医生，特点为悟性高、临床思维活跃。

老马和华哥的关系很好，用老马的原话说就是"亦师亦友，难兄难弟"。

为什么说"亦师亦友"？因为好几年前，华哥就在急诊科轮科学习，当时他的带教师傅就是老马。华哥的勤勉得到老马的赏识，于是老马对华哥的传授可谓知无不言，言无不尽。

为什么叫"难兄难弟"？因为后来的工作中，急诊科的危重症病人经常被送入重症加强护理病房（ICU）抢救，老马和华哥因而时常碰头，而且经常是半夜三更共同抢救病人，睡不好觉，故称为"难兄难弟"。

本书以老马和华哥亲身经历过的急诊科病例为主线，对很多疾病和治疗原理做出通俗易懂的解释，即便没有医学知识基础也能一下就看明白，希望对诸君有所帮助。

目录 ᐁ

铁打的营盘，流水的兵。铁打的老马和华哥，流水的病人。老马是一个在急诊科摸爬滚打近二十年的"老兵"，华哥也多年驻守 ICU 病房。他们的从医故事异常精彩。请大家搬好凳子，我们这就开始。

胸痛未必就是心肺问题

患者病历

基本信息	男性，58 岁	
主诉	胸痛、胸闷	
病史	高血压、冠心病	
会诊科室	心内科、外科	
关键词	心肌梗死	
	冠脉造影	
	主动脉夹层	
	肺栓塞	

一次寻常的"心肌梗死"诊断

"以后再没风平浪静的日子喽！"进急诊科大门的第一天，老马不自觉感叹了一声。路过的护士听见，暗自琢磨了一下，这话似乎在营造一种"来都来了，就是干！"的豪气，尾音里却多少带点"呜呼哀哉"的意思。

许多年以后某一天的凌晨 1 点钟，老马毫无倦意地倚在门框上，看着走廊里穿梭的绿褂子医生和病房里躺着的患者，忽然心生感慨，急诊科的日子，其实偶尔也算得上"风平浪静"。

老马正想着，看到身旁熟睡的患者家属揉了揉眼睛，是被越来越近的 120 车警笛声吵醒了。这声音老马自然再熟悉不过，他像往常一样，双腿比大脑更快一步地冲了过去。

救护车担架上的患者捂着胸口，一脸痛苦的样子，旁边跟着他神情紧张的老婆。这个场景日日可见，老马转过头迅速向护士了解情况：58 岁男性，既往有高血压病史，几年前被诊断为冠心病，一直没有规范治疗，刚刚吃完夜宵，突然出现剧烈胸痛、胸闷。家属没遇到过这种情况，赶紧打了 120。

"以前有过类似的情况吗？"老马边问边给患者拉心电图。

"从来没有过，今天是第一次。"患者自己皱着眉头回答道。看起来真是疼得厉害，脑门上都是汗。"刚才 120 车上给做过心电图了，说没啥异常啊！"家属心里着急，不知道紧要关头老马为啥又做了一遍重复动作。

按理说这个年纪的患者，又有高血压，突然有胸痛、胸闷的症状，有点常识的人都知道要警惕急性心肌梗死了，更别说老马这样一个经验丰富的急诊科医生。"对这种怀疑心肌梗死的患者，心电图要反复做，半小时一小时就得做一个，做到发现问题为止。"老马尽量耐心解释，家属也从中感觉到了专业人士的气场，点了点头，不再插话。

心电图结果出来了，ST-T段似乎稍微有些抬高。老马嘴上没说啥，心里却咯噔了一下，赶紧让护士抽血化验肌钙蛋白——如果肌钙蛋白也升高，那就要高度怀疑心肌梗死了。

心肌梗死这个病名看上去就挺吓人，又是"梗"啊又是"死"的。虽然生活中乃至电视广告上都比较常见，但没有过相关症状的人，估计看到这几个字都想绕道走。那么这究竟是种什么病呢？肌钙蛋白和心肌梗死，这两者之间有什么关联呢？

心肌梗死，说得简单、直白一点，就是心肌细胞因为缺血、缺氧而坏死。严重的心肌梗死会让心脏瞬间失去功能。心脏一旦瘫痪，人体血液自然就不流动了，血液停止流动，那么人就只能……

很多人可能想不通，为什么心脏好端端地会发生缺血、缺氧呢？为什么又会严重到心肌梗死的程度呢？其实，多数时候是因为心脏的血管被血栓给堵住了。血液通不过去，心脏细胞自然就缺血了。我们再来打个简单的比方，把心脏的血管（冠状动脉）想象成一条高速公路，战场上所有的补给都需要通过这条高速公路，现在它塞车了、堵住了，自然粮草就供应不上了，前线士兵忍饥挨饿，快则几分钟，慢则几天就会全部阵亡。

心脏细胞一旦坏死，那么细胞就会破裂，藏在细胞里面的肌钙蛋白就会漏出到血液中，这时候，我们抽血化验肌钙蛋白就会显示升高。急诊科医生一看到肌钙蛋白升高，就会条件反射地联想到心肌细胞的坏死，从而得出相应的诊断。

果不其然，化验结果证实了老马的猜测：肌钙蛋白的确升高了。虽然不是太高，但是已经高出正常值了。结合患者突然发生的胸痛，还有心电图的改变，诊断急性心肌梗死似乎是板上钉钉的事了。

既然这样，下一步自然是攻坚克难的专家诊断环节。老马随即转过身安排小护士，也顺便说给一旁的家属听："赶紧让心内科过来会诊，患者一旦明确急性心肌梗死，必须得马上做介入治疗，开通被堵住的心脏血管，恢复心脏血流。"其实还有半句话，老马用余光瞟了一眼家属，选择了用眼神传递：患者等下万一发生心脏衰竭，就不止胸痛这么简单了。

护士确认过眼神，马上找来了对的人。

心内科医生过来后，仔细瞧了瞧病人，一边语速极快地问了几个问题："胸痛是怎样的感觉，是像石头压在胸口那样的疼痛，还是像大象踩在胸口那样喘不过气来？胸痛时你在干什么？"一边按压患者腹部，摸清具体情况。很多时候，不是医生不体谅患者，非要连珠炮似的发问，而是在这急诊科里，医生节省下的每一秒都是在拉着患者和死神赛跑。

这会儿患者的胸痛、胸闷还没缓解，说话都有些费劲，但既然是医生问话，还是老老实实回答了："我刚吃完夜宵就觉得不对劲了，感觉胸痛，还很闷，像块大石头压住胸口一样，喘不上来气。"说完，示意老马医生把吸氧浓度调大一些，并提高了音量："缺氧啊，快出人命了！"

患者老婆本来没吭声，听到这话登时慌了，用近乎哀求的眼神盯着医生："大夫啊，知道是啥病是不是就能治了？我爱人这情况到底严不严重啊？"

在急诊科工作多年，老马对此早已司空见惯。其实也不是他这个人心肠硬，来急诊科的头两年，每天下了夜班躺在床上时，还是小马的他眼前总会浮现出一些无助的眼神，只觉得自己正在被一些炙热的希望裹挟着，这种希望关乎几条生命、几个家庭的未来，让他经常连着几日都合不上眼。后来经历得多了，老马终于悟出了一个道理——医生职责有边界，应该把注意力放在拯救生命这件事本身。

以前老马总觉得，在患者眼里，医患之间存在着一纸天然的不平等契约，契约规定，自契约缔结之日起，医生（乙方）需倾尽全力满足患者（甲方）的所有需求，如过程中遭遇不可控因素，乙方须承担甲方一切损失。病情的走向从来无法完全掌控在医生手里，这一放之四海而皆准的医界公理，在患者群体中却知者寥寥。

行医之人虽重理性，但他们首先也是人情社会里的普通人，和普通人一样接受着"仁者，爱人"的儒家思想教育。很多时候，医生出于仁心对患者进行一番"逾矩"的安慰，于患者而言却好似抓住了救命稻草，而当一些意外的情况发生时，患者（家属）往往可能走向另一个极端。受了几次不大不小的教训之后，老马发现，医患伦理的微妙尺度，某些时刻是能从医生话术中把握到一些章法的。

判断心肌梗死就看这两个指标

言归正传，老马看了患者的心电监护，血压还算稳定，心率偏快，110 次 / 分。众所周知，人在紧张、焦虑、疼痛的时候都会心跳加快，当然缺氧也会导致心率快，但患者目前监测到的血氧饱和度达到了 100%，所以缺氧应该不是主要问题。想到这，老马也就没太把患者的诉求当一回事，只是应付了他几句，没真把氧气调大，毕竟长期高浓度吸氧也会有副作用。

"腹部是软的，没有压痛，看来不是腹部脏器的问题，估计还是胸腔的病变，心梗可能性很大，"心内科医生仔细对比了心电图，又看了肌钙蛋白的结果，再结合患者的胸痛、胸闷病史，转过头向老马拍板说，"应该是急性心肌梗死，现在是急性期，指标还不是太典型，但已经有介入治疗指征了。要做冠脉造影，如果看到明显心脏血管狭窄或者有血栓堵住，咱们就去掉血栓，并且置入支架，重新开通冠脉，恢复心脏血流，挽救缺血的心脏。"

"冠脉造影"四个字看上去很玄乎，其实道理也很简单。在实际操作过程中，首先会在患者大腿根部的股动脉打个针（这根股动脉是一条连着主动脉、冠状动脉和左心室的"大运河"），从股动脉这里插入一根导丝，顺着血管推入导丝，这根导丝就可以到达腹主动脉、胸主动脉、主动脉弓，然后进入冠状动脉。

对，我们要到达的地方就是冠状动脉。整个过程用一个成语来概括，就是"顺藤摸瓜"。什么是瓜？冠状动脉就是我们要摸的瓜。什么又是藤呢？股动脉、腹主动脉、胸主动脉、主动脉弓等，这些都是藤。

导丝进入冠状动脉后，可以顺着导丝放入导管，然后往导管里面注入造影剂，造影剂一旦进入冠状动脉，我们就拍摄X光片，这样就能清晰地看到造影剂的走向了。在X光下我们看不到血栓，但是可以看到造影剂。如果造影剂在某个地方戛然而止，那就说明这个地方被堵住了，很可能是被血栓堵住了，血液过不去，造影剂自然也过不去。

这便是冠脉造影的来龙去脉，原理好像有点类似在病人的身体里开一场旅行直播，造影剂就是这场直播主要依赖的设备。

急性心肌梗死的紧急治疗，介入是首选。这已经是医学界的共识了，越快介入治疗，挽救患者的心脏肌肉的效果越好，挽救患者性命的概率也越大。当然，这个治疗方案也有缺点，那就是价格昂贵——当时支架价格最贵，尤其是进口的（2020年11月，通过国家集中采购，心脏支架价格已从均价1.3万元左右降至700元左右）。但紧要关头，已经不是钱的问题了，再犹豫下去，一旦患者发生室颤，命就没了，类似的前车之鉴太多了。紧急关头，还是要快速抓住主要矛盾。

心内科医生的语速很快，一连串操作和术语听下来，患者老婆云里雾里，只听清了三个关键词——"心梗""支架""挽救"，这几个词合起来的意思，似乎是情况挺严重，又似乎是医生有办法。不管啥情况，医生总归是要救人命的。想到这里，患者老婆没有丝毫犹豫，直接同意做检查。

家属签了字，心内科医生马上打电话给介入科，说赶快喊人回来开台做紧急冠脉造影，这里有个心梗的。这个时间点，喊人回来的确不容易，但好在科室里都有备班医生，大家一听是心梗，也都丝毫不敢耽误，赶紧准备。

在开始造影前，通常得先给患者做心脏彩超，看看心脏跳动情况。彩超一定会指出心脏跳动出现问题，在场医生对此几乎毫无疑问。毕竟现在怀疑是心肌梗死，心脏跳动一定会有异常。

彩超结果出乎所有人意料，心脏跳动是基本正常的。

"这会儿病情太急，顾不上那么多了，先造影再说吧。"短暂几秒的沉寂过后，心内科医生率先发话了。

一路"绿灯"的冠脉造影剂

眼前这个 58 岁的病人，诊断是急性心肌梗死。一般来说，冠脉造影肯定能看到心脏血管（冠脉）有明显病变，不管是严重狭窄，还是血栓完全堵住，反正肯定会有严重问题，否则不会出现心肌梗死。

彩超结果有意外，不可能造影结果也有意外吧。老马心里暗暗想着，不经意间和正对面的心内科医生发生了微妙的目光交会。

造影剂进入之后，几个医生目不转睛地盯准了屏幕看"直播"，现场一片安静，只见造影剂一路畅通，愣是没发现哪里的血管有显著狭窄，更别说完全堵死了。

但能说冠脉没有问题吗？也不是，冠脉还是有轻微狭窄的，但这么轻微的狭窄，还远远不到诊断为冠心病的程度，更别说心肌梗死了。

得嘞，意外又发生了。

现场依旧鸦雀无声。心内科医生瞟了一眼患者，患者还皱着眉头，明显看得出还有胸痛。

患者胸痛，本来十拿九稳是心梗了，但现在造影没看到显著问题。

如果不是心梗的话，那会是什么呢？在场医生都睁大眼睛，再次认真辨别了造影痕迹，试图找到确切的心梗证据。但所有造影出来的血管都非常流畅，血流也基本通畅，真的不像心梗啊，这回是眼见为实了。心脏血管这条高速公路，并没有塞车。供给支援的道路几乎一片畅通，仅仅是个别地方有稍微卡顿，但一下子又通了。前线士兵们还在吃香的喝辣的呢。

此刻，千思百绪涌上心头，一向稳重的心内科医生不自觉爆了句粗口。

不是心梗，那会不会是主动脉夹层呢？急性心肌梗死和主动脉夹层是两个必须鉴别的胸痛原因。

什么是主动脉夹层？我们可以把主动脉血管看成一截弹性水管，

这根水管有三层结构，分别为里层、中间层、外层。在完好的水管里，这三层应该贴得很紧，但由于各种因素（如水管老化、水流冲击力过大、外力致使水管破裂等）导致水管的里层和中层受损而变薄弱，在此基础上，高速、高压的水流将薄弱的里层和中层撕开了一个裂口，水涌入裂口中，并不断向下冲击，裂口即扩大为腔隙，并沿着水管壁向远、近端，尤其是远端不断膨大扩张。里层和中层的壁是很薄的，水管随时可能爆裂，一旦发生爆裂，技术再硬的维修人员（医生）也无力回天了。回归人体视角，血管爆裂后，里面会发生大出血，不用几分钟全身的血液就会流光，人体会因失血性休克而死。这么短的时间，根本来不及手术。

主动脉夹层最主要的症状也是胸痛。虽然从医学上讲，典型的主动脉夹层胸痛感是腰背部撕裂样疼痛，或者刀割样疼痛，跟心肌梗死那种缺氧引起的类似石头或者大象压在胸口的胸痛是不大一样的。但是在急诊室里，发生不典型事件的概率当真不小，这点老马也不得不承认。胸痛，不管是什么性质的胸痛，都可能是心梗或者主动脉夹层导致，除非其中一个证据确凿，否则不能轻易排除另外一个。

"要不我们顺便做个胸主动脉造影吧。"嘴上说着"顺便"，心内科医生的表情却十分凝重，在场所有人也都知道，此刻的决定异常重要。

其实在当下的治疗选择中，主动脉造影已经不是诊断主动脉夹层的常用方法了，因为主动脉造影是有创伤的，很少用来诊断主动脉夹层。但此刻情况特殊，患者已经在做冠脉造影了，顺便做主动脉造影并不会加剧他的痛苦或者创伤。如果患者的病因真的是主动脉夹层，做主动脉造影也一样能看到表现。只要多打些造影剂，让造影剂路过胸主动脉，如果造影剂不仅是在血管内部行走，还在"夹层"内走动，甚至是有破溃流出胸腔的表现，那就基本确诊是主动脉夹层了。

心内科主任出面点了点头，同意了下级医生的建议。"就顺便做个主动脉造影吧，看清楚一些到底是不是主动脉夹层。"老先生何时过来的，老马也没注意。

有主任坐镇，现场紧绷的状态得到了一些缓解。老马松开了刚刚不自觉握拳的手，发现手套里面都已经被汗水浸湿了。

老马再次将目光投向心内科医生，然而这次，他们没有发生眼神交会，因为那双眼睛正一刻不停地盯着屏幕。

造影剂流过胸主动脉，非常顺滑，没有看到夹层迹象。

在场所有人都松了一口气。

多少英雄好汉，折在三种胸痛疾病之下

紧接着，下一口气又要提起来了。如果患者不是心梗，也不是主动脉夹层，那接下来他们必须继续排除另外一种可能致命的疾病——肺栓塞。

肺栓塞也会引起剧烈胸痛，它和前面提到的心梗、主动脉夹层三者之间很容易混淆。急诊科、心内科医生职业生涯中最害怕的三种胸

痛病因就是它们仨，有多少英雄好汉都折在这三种胸痛疾病之下。

肺栓塞的原理和心肌梗死类似，都是因为血栓堵住血管，不同的是堵车的街道。肺栓塞是血栓堵住了肺动脉，心肌梗死则是血栓堵住了冠脉或者是冠脉严重狭窄引起缺血。肺栓塞一旦发生，那也是分分钟取人性命的。

临床上，这几类人容易发生肺栓塞：肿瘤患者，血液高凝、手术后长期不活动或卧床、妊娠或长期口服避孕药的患者。因为这些患者的血液容易凝固形成血栓，一旦静脉有血栓形成，血栓脱落就可能随着血液回流至肺动脉，一旦卡住肺动脉，血流马上就会中止，肺脏会立即缺血。我们知道，肺脏是血液和氧气交换的地方，氧气在肺泡里面登上红细胞这艘船，让静脉血变成动脉血，但如果肺脏缺血了，进入肺脏的红细胞缺少了，氧气就没办法进入我们的血液循环，患者就会极度缺氧。这时候患者会表现出呼吸困难、胸痛、胸闷。

心内科医生面面相觑，彼此靠眼神传达了一句话——"反正患者都已经在台上了，都已经在造影了，不如一起把肺动脉也造影了。"

但肺动脉的造影会麻烦一点，要重新打个针。因为冠状动脉、主动脉都属于体循环，属于动脉系统，造影剂都是通过股动脉进入的；而肺动脉属于肺循环，这是另一套静脉系统了，必须要从股静脉进去。操作起来倒也不麻烦，就是重新给股静脉打个针，一样放导丝，放导管进入造影，很快就能明确到底是不是肺栓塞。

其实现在医院里很少做肺动脉造影了，要诊断肺栓塞一般还是靠CT。但把眼前这名患者转过去做CT太麻烦了，倒不如直接现场打个针造影。无论从逻辑上来讲，还是从帮助患者角度来讲，急诊科老马都认可心内科医生的这个考量。

医生们虽然达成了共识，但最终还是得让承担费用和风险的家属来做决定。如果真是肺栓塞，就得马上进行溶栓治疗。静脉使用溶栓药物，能很快溶解掉血栓，恢复肺脏血流。

家属好不容易搞懂了"造影"是啥，但对这一连做了几个造影的系列操作依然一知半解，所幸人还算通情达理，直接表态说既然自己心里没底，还是选择相信医生，医生说要做，那就签字吧，只要能救命就行。

急诊室里没在签字环节上耽误时间，这再好不过了。老马有些振奋，继续屏息凝神等待结果。

结果出来了，肺动脉走向也是好的，没有任何栓塞的迹象。

这下可彻底把心内科医生搞蒙了。心梗不是，主动脉夹层不是，肺动脉栓塞也不是。那会是什么，还有什么原因会导致患者这么严重的胸痛？刚刚上台前也做了心脏彩超了，没有看到心包积液等情况。基本上会致命的胸痛疾病都想了个遍，没有一个是对的。

说来也奇怪，造影完后，患者似乎胸痛也缓解一些了，造影下半段时紧皱的眉头也微微松开了。这让心内科医生多少感到宽慰，但同时他心里也知道，这波缓解并不是医生的处置结果，患者胸痛的原因还没找到，真正的治疗目的还没有达成。

既然疼痛暂时缓解了，大家便把精力集中在了下一步观察、检查上。

回到病房，心内科两个医生商量着，还是觉得目前不能排除冠脉的问题。虽然没有看到明显的冠脉狭窄或者栓塞，但是不排除冠脉痉挛可能。患者因为某些未知原因发生了冠脉痉挛，痉挛引起了冠脉管腔狭窄，进而引起心脏缺血缺氧，产生类似心肌梗死的表现，这种可能性也是存在的。既然是痉挛，收缩了一下，迟早还会恢复原样，造影里看不到异常，原因也有可能出在这儿。

真的是这样吗？虽然不失为一个合理解释，但老马猜测，大家此刻心里都和他一样没底。

排除三种胸痛大病，又迎来腹痛

患者回到病房后，上了心电监护密切监测。大家都在心里暗暗祈祷，别再有意外发生。

没想到怕啥来啥。没过多久，护士就冲出来报告医生："不好了，9床（就是这个病人）血压掉了！"

值班医生心头一紧，赶忙冲了进去，看了患者血压，只有80/40mmHg，患者眉头又重新紧皱起来，大呼胸痛，还有肚子痛。家属站在一旁也是急得跟热锅上的蚂蚁一样，反复问医生到底怎么回事。

值班医生小声暗暗叫苦："我也想知道是怎么回事啊。"硬着头皮又给患者检查一遍。

要做检查就得掀开患者被子，这一掀就发现了严重问题。

患者的肚子胀了许多，比刚来的时候明显大了。

"你肚子觉得胀吗？"值班医生赶紧问患者。患者痛得满头大汗，脸色似乎都苍白了，捂着胸口，也捂着肚子回答说："痛！也胀！"

值班医生压了一下患者肚子，触感像是液体。

肚子里一下子多了这么多液体，这可不是什么好的兆头。

值班医生叫来了上级医生，上级医生当即决定给患者做急诊床旁B超。说不定是肚子里面脏器破裂了，发生了失血性休克。

家属心里着急又无从帮忙，一直在搓着病人的手来安抚情绪。听到医生说"肚子里头破裂，有出血"，她抬头补了一句："他昨天被自行车撞了一下肚子，现在肚子痛该不会跟这个有关系吧？"

值班医生敏锐地意识到，他可能听到了今夜最重磅的消息。

"撞哪了？"

患者指着左侧肚子，示意位置。

人的肚子里有那么多脏器，最容易被撞伤破裂出血的就是脾脏，而脾脏的位置可不就是在左边嘛！

值班医生一瞧，说不定真有脾脏破裂出血的可能！不少患者在受伤之时脾脏没有破裂出血，而是过了几小时，甚至一两天后才出现问题，这叫"迟发性脾破裂"。

等不及了，得立即明确是不是腹腔内出血，而B超还有10分钟才能到。值班医生请示了上级医生。"不用等B超了，直接拿注射器穿刺腹部，如果能抽出不凝固的血液，就能断定是腹腔大出血了。"

上级医生立即指示，同时让人请了外科医生过来，说有紧急会诊，可能需要剖腹手术。

值班医生稳了稳自己刚刚扭转局面的激动心情，冷静下来，找到一支 50mL 注射器，跟家属简单交代病情，也跟患者简单说了下，说必须穿刺。到了这个节骨眼，家属和患者都没有不同意的道理，纷纷点头。值班医生给患者做了局部麻醉。

此时，在场医生们都想得到一个最终答案。大家屏住呼吸，前前后后在病房里站了两排，病房里安静得仿佛没人，甚至能听到针头扑哧一声刺入患者腹腔的声音。

护士用力回抽注射器，顿时暗红色的血液从注射器抽出。一抽就是 50mL。

天哪，真的是腹腔脏器出血了。大家都傻眼了。

"搞不好真的是自行车撞伤了脾，导致的脾破裂出血。"值班医生这时率先打破沉默，把家属的话转述给了上级医生。他一边说着，一边心里也在犯嘀咕，患者入院的时候肚子还是软的，不胀，但是为什么现在又破裂了呢？

B 超做了，果然显示一肚子的液体。

"补血、补液，快！先稳住血压，稳住生命体征。"急诊室病房找回了它原有的节奏。

这时，被寄予厚望的外科医生终于来了。简单了解病情后，外科医生果断下指令，立即送手术室，开腹探查。

心内科医生跟家属再次达成共识，家属签字同意手术。

手术室，无影灯亮起。麻醉完毕。

外科医生怀着验证脾破裂的预期手起刀落。

剖开患者肚子的一刹那，满腹殷红色映入眼帘，连器械护士都忍不住惊呼。"赶紧加快输血、补液抗休克！"

意外的事情又来了。

外科医生探查后，发现脾脏好端端的，脾破裂的猜测被推翻了。

如果不是脾破裂，那会是哪里破裂导致出了这么多血呢？腹腔脏器出血，不是脾脏就是肝脏。接下来的剧情，应该不会再有反转了。

果然不出所料，吸干净血后，肝脏左叶这边赫然出现了一个鸡蛋大小的肿瘤，就是它里面在破溃出血。

"元凶"找到了！"他妈的，原来是这家伙在兴风作浪！"外科医生成了这晚第二个下意识爆粗口的医生。和心内科医生不同，他带了点如释重负的语气。

外科医生果断把这部分肝组织连同肿瘤切掉了，先止血救命再说。至于这个肿瘤是良性的还是恶性的，等病理结果吧。

术后，患者送入ICU，在ICU度过了一个晚上后，成功苏醒。患者丢失了很多血液，也补充了很多血液，现在出血止住了，休克也基本逆转了。胸痛、腹痛都消失了，当然，腹部伤口疼痛还是有的，但这种疼痛跟先前的疼痛完全是两个性质。

医生终于有时间坐在会议室里自由讨论了。经过多学科讨论，大家终于厘清了脉络：患者可能一开始就是肝脏肿瘤破裂所引发的胸痛，这是很少见的，一般来说，肝脏肿瘤破裂都是腹痛为主，并且很快就会发生失血性休克。但这个患者来的时候只说胸痛，没有腹痛，腹部查体也没有发现异常。这点很奇怪，可能是刚开始肿瘤没有完全破裂，仅仅是破了一点点，引起了剧烈胸痛，而还没有腹痛，也没有休克。造影完回到病房后，肿瘤彻底破裂了，才导致后面的腹痛、失血性休克。

这名患者术后病理显示是肝癌。肝癌还没有远处转移，这是好消息，坏消息是肿瘤细胞毕竟破裂了，流入了腹腔，说不定发生腹腔转移了。但这也都是后话了，起码此时此刻，患者活过来了。

一个因为胸痛被拉进急诊科的患者，最终确定的病因竟然是最先被排除的腹部脏器问题。此时天已经亮了，跟着折腾了一天的老马脱下绿大褂，心生感叹，急诊室里，果真从没有风平浪静的日子。

闻"恐水"而色变，
我们恐的到底是什么

患者病历

< >

👤	基本信息	女性，30 岁
📋	主诉	咳嗽、咳痰两日，呼吸困难，发热，恐水
🩺	病史	尚未明确
🏥	会诊科室	呼吸内科、心内科、神经内科、ICU
📋	关键词	湿啰音 狂犬病 重症肌无力

年轻人出现呼吸困难和发热，首先考虑肺炎

凌晨 1 点，急诊科 120 车拉回来了一个年轻的女病人。

年轻的女病人最让老马头痛，去年一个年轻女病人差点死在急诊科，老马至今心有余悸。再加上深更半夜，如果不是特别不舒服，患者一般不会打 120 到急诊来的。

几个护士合力把这个女病人推进了抢救室。还没等下级医生汇报，老马就已经觉察出端倪了。看得出，患者呼吸稍急促，口唇轻度发绀，虽然有鼻导管吸着氧气，但显然供氧还是不够。陪同病人前来的是她的丈夫，是个 30 出头的年轻小伙子。

下级医生不耽误时间，迅速跟老马汇报基本情况：30 岁女性，在家咳嗽、咳痰 2 天了，今晚突然发生呼吸困难，便叫了 120 急救车。救护人员现场为她测量了血压，当时还是正常的，只是血氧饱和度仅有 95%。考虑是肺炎，估计是重症阶段了。

老马一边仔细地听着出车的下级医生汇报，一边认真端详着病人。这边，几个麻利的护士已经帮患者接上心电监护了，血压也测出来了，98/60mmHg，心率 120 次/分，呼吸 26 次/分，血氧饱和度 95%。供氧设备这会儿已经从鼻导管换成面罩了。

面罩吸氧能提供更高的氧浓度，比鼻导管要好一些。对缺氧的病人来说，面罩是更合适的选择，但也不总是这样。比如，万一患者有 CO_2 潴留[1]，戴个面罩会导致 CO_2 更加难以排出，会加重 CO_2 潴留。

---

[1]潴留：指液体与气体在体内不正常地聚积停留。——编者注

"有没有发烧？"老马问病人丈夫——那个年轻的小伙子，他此时站在抢救室门口，没敢进来。

"有，在家量了，体温38.2℃。"他回复说，嘴唇还在轻微颤抖，看得出很紧张。妻子生病，丈夫紧张，这是人之常情。尤其是年轻的小夫妻，可能这辈子到现在都没经历过这么大的抢救阵仗。此刻，只见患者头部正上方是一个心电监护，左边是药柜，右边还有呼吸机、气管插管箱等，加上几个护士在床旁忙前忙后，这场面，普通人看上去都难免心里发毛，更别说至亲之人了。

老马靠近病人，一边示意她不要紧张，一边用听诊器检查病人心肺，了解基本情况。

病人口唇仍旧轻微发绀，神志还很清楚，但精神不大好。说通俗点，就是有气无力。她半坐在床上，额头上有汗珠，轻轻喘着气，吸气的时候，锁骨、胸骨上窝凹陷明显，这是典型的缺氧努力吸气的表现。

老马听到了患者肺部有少许湿啰音，沉默了一会儿。这可能意味着患者肺部有炎症。肺部有炎症，就会有液体渗出，支气管、肺泡里面如果有液体，那么空气进出气道时会划破这些水泡，产生的声音很像你听到金鱼缸里面的水泡音，这就叫作湿啰音。

"先拍个胸片，抽个血，估计是肺炎，可能相对严重，要使用抗生素，并且要收入院住院治疗。"老马跟患者丈夫说。

"没问题，该怎么做就怎么做。"患者丈夫赶紧说，生怕老马不让住院，毕竟有时候医院一床难求。

"病人之前有没有什么疾病，比如有没有先天性心脏病？"老马问他。

他怔了一下，说："没有吧，没发现，就这两天才不舒服。以前也有过身体不舒服，但都不严重，也没查出什么毛病。"

"今晚才出现的呼吸困难吗？"老马问。

"下午就有点不舒服了，呼吸不是很顺畅，但不大严重，晚上就比较难受，本来想等到明天再来的，但实在是不舒服，而且我看她好像缺氧，赶紧叫了120车过来了。"患者丈夫回忆说。

"这两天有看过医生吗，吃过药吗？"老马问。

"没看医生，自己买了些药。你看，我都带过来了。"说完，他打开书包，从里面拿出一袋子药。老马扫了一眼，有一盒阿莫西林，一盒氨溴索，一盒感冒药，还有几盒中成药。阿莫西林是抗生素，治疗肺炎是合适的。氨溴索是祛痰药，患者有痰，用这个也合适。患者丈夫告诉老马，这些都是药店店员让买的，但吃了也没什么效果。

老马点点头，没再说什么，开单让他去缴费。开完单子他回头看了看患者，患者此时仍然是半坐姿势，精神萎靡。老马告诉她，不用紧张，用点药就会好很多。

我们都知道，即便在免疫力较强的年轻人群体中，肺炎也是很常见的一种病。所谓肺炎，多数情况是细菌、病毒等微生物入侵了肺部，引起炎症，导致咳嗽、咳痰、胸痛、发热、咯血等症状，情况一旦严重也会出现呼吸急促的症状。大多数肺炎症状都是轻微的，少数会演变为重症。看眼下这个女病人的症状，就是比较严重的肺炎了。

老马并没有责怪患者为什么不早点来医院看，当前多说无益，首先需要明确其所患是否为肺炎，然后再有针对性地进行处理。

急诊科开出的胸片需求，影像科是从来不耽误的，这不，影像科医生很快就过来给患者拍了胸片。结果也迅速出来了，左肺有少许炎症。

这让老马感到头痛。单纯看患者的症状，似乎肺炎很严重。但从胸片上看到的，又出乎老马意料——肺炎很轻微，不大可能引起这么明显的症状。

这时候，抽血结果也出来了，血常规是正常的，白细胞没有升高。

这就更加不像是肺炎引起的缺氧、呼吸困难啊！老马隐隐觉得不对。白细胞是对付细菌的人体卫士，如果真有肺炎，可能性最大的就是身体有细菌感染，那么白细胞计数一般都会升高，但她的白细胞计数并没有显著升高，这有些奇怪。

"不管怎么样，先吸氧，补点液体，用些抗生素再说。稳住生命体征，就有时间慢慢观察。"

急诊科医生是有惯性思维的，呼吸困难的病人，除了考虑肺炎，还要考虑肺癌、肺栓塞等肺部疾病。眼前这个年轻的女病人，没有卧床病史，没有妊娠，不存在长期口服避孕药等高危因素，血液不会很黏稠，不大可能是肺栓塞。老马也没有往这方面考虑（通常如果有必要验证，可以做胸部 CT 检查，那就一目了然了）。

急诊科是病房排头兵

会不会是心脏的问题？老马突然想到这点，心里咯噔了一下。

"心电图得再做一次。"老马吩咐身旁的规培医生。病人在送来的路上虽然已经做过心电图了，没有异常发现，但现在过去了将近 1 小时，复查心电图是必要的。"估计不会有很大问题。"老马暗自思忖。因为从心电监护也能大致看到患者心电情况基本是稳定的。不过心电监护看得很粗略，肯定比不上心电图，所以若想排除心脏问题，心电图还是得做。

"患者有呼吸困难、乏力表现，完全可以用心脏方面疾病来解释，比如心律失常、心衰、心肌梗死等，但她这个年纪，不大可能。"老马告诉年轻的规培医生。

"老师，你见过最年轻的心梗患者是多少岁？"规培医生边拉心电图，边问老马。

"28 岁。"老马淡淡回了一句。

规培医生吐了吐舌头说："看来还是得小心点，小心驶得万年船。"本来再给病人拉心电图这事儿他觉得有些多余，但老马的话让他再也不怀疑了，老老实实照做。

结果出来了，没有明显异常，加上刚刚抽血化验了肌钙蛋白也是正常的，老马彻底放心了。

"心电图正常，肌钙蛋白不高，再加上患者说没有明显的胸痛，只有呼吸困难，那就不支持急性心肌梗死诊断。"老马告诉规培医生。

"会不会有心肌炎？"规培医生问。重症心肌炎也会导致呼吸困难，甚至猝死。

"你觉得像吗？"老马头也不抬地反问了一句，开始认真研读患者的各项报告。

"我觉得还是有可能的，患者有上呼吸道感染病史，这时候出现呼吸困难、乏力等症状，胸片又提示肺炎不严重，还是要警惕心脏的问题的。如果不是心肌梗死，那么心肌炎还是要考虑。"规培医生说了自己的看法。

"患者如果有心肌炎，肌钙蛋白应该会升高的。"老马眯着眼睛，似笑非笑。

"老师，我见过肌钙蛋白不高的心肌炎患者猝死的。"规培医生瞪大了眼睛，望着他的老师很认真地说。

老马想多说两句，告诉他肌钙蛋白不高基本可以排除心肌炎，但想到世事无绝对，有些病人症状的出现先于检验结果的异常，也是有可能的，所以没再说什么。

患者呼吸困难原因未明确。从胸片看，肺炎虽然不严重，但目前能找到的病因也就只有肺炎，心肌炎证据不足，心肌梗死基本排除，既往没有心脏病基础，估计不会有心衰。总的来说，心脏的原因可能性小，肺部的原因可能性大。

"先请呼吸内科、心内科医生过来看看再说吧。"老马告诉规培医生，让他去打电话。急诊科不是病房，而是病房的排头兵，急诊科的重要作用之一就是识别出病情严重的患者，做早期处理，然后把他们护送至相应的科室进行更细致的治疗。

通常情况下，急诊科发出的会诊请求，各科室均需配合，尤其是对呼吸困难的病人，所需科室医生一刻都不敢耽搁，都会尽快赶到。这不，会诊请求发出没多久，呼吸内科、心内科医生就先后赶来了。

呼吸内科医生看了病人后，认为即使胸片看起来不严重，但依据症状判断，肺炎诊断是成立的，病人完全可能是因为肺炎引起的呼吸困难、缺氧。另外，还是不能排除肺栓塞的可能。典型的肺栓塞症状是呼吸困难、胸痛、咯血三联征，病人目前只有呼吸困难，无胸痛、无咯血，加上心电图结果也看不出有肺栓塞迹象，不大支持肺栓塞，但还是要把它纳入考虑范围。如果可能，最好是做个胸部增强 CT 来排除。

不是所有病人都能做胸部增强 CT 的。而且要做增强，就要打造影剂，有一定的风险。曾经有病人对造影剂过敏，在 CT 室直接发生心搏骤停，差点出了人命；也有人造影之后发生了肾脏损伤，那是造影剂对肾脏的影响，很少见，但是还是有可能发生。所以，检查并不是随便可以做的。

心内科医生经过一番分析后表示，不大可能是心肌炎、心肌梗死，因为证据不足。患者心电图提示心率偏快，那是缺氧的表现，不一定是心脏的问题。有太多原因会导致心率增快了，比如发热、焦虑、紧张、疼痛、害怕、缺氧、缺水都会导致心率快。加上心电图基本都是正常的，看不出有心脏缺氧的迹象，所以心肌梗死基本可以排除。但凡事无绝对，可以动态观察，必要时再复查心电图、心肌酶等指标。

一杯水引发的集体恐惧

两个科室的医生都走了。

老马跟规培医生说，那就收入呼吸内科吧，暂时按照肺炎处理。至于要不要做胸部增强 CT，看他们的意思吧，让他们来做。毕竟术业有专攻。

这时候，患者招手示意想喝水，说口渴。此时，她的呼吸困难似乎稍微好转了一点，但也没好多少。毕竟折腾了一晚上，渴了是正常的，老马怕她有心脏问题，也就没有敢补太多液体，所以她此刻应该是缺水的。

老马让规培医生去倒杯水给她。

病人接过杯子，扯开面罩，顿了一顿，然后仰头想喝一口水。刚喝了半口，突然哇的一声全吐了出来。

嘭的一声，杯子打翻在地。

这吓了规培医生一跳，也吓了老马一跳。

他们俩第一时间回头看了看病人，只见她神情极度惊恐，嘴唇震颤，口角仍有水渍，水洒落在地上，湿了一片。

"怎么了？"规培医生上前关切地问病人，"是不是烫手？"说完他自己也纳闷了，明明是温水，不烫的啊。

患者没说话，喉头动了几下，似乎咽了一口水，神色慌张，眼神迷离，呼吸更加急促了。眼瞅着血氧饱和度一路降至88%。

规培医生赶紧帮她重新戴上面罩，加大氧流量。

这一切，老马都看在眼里。

这真的太糟糕了。

一个护士听到响声冲了进来，以为发生了什么事情，见地上湿了一片，赶紧拿拖把过来清理干净。规培医生说："我再去拿一杯水过来，不要紧的，水多的是。"

患者此时不知哪里来的力气，一把扯住了他，连声说："不用了，不用了，不喝了，不渴。"她说这话的时候，嘴唇是干燥的，傻瓜都看得出，她真的需要水分。

患者一动，心率就更快了，接近 140 次 / 分，心电监护发出了尖锐的报警声。

老马稍微靠近了一下病人，问她："觉得光线刺激吗？要不要关一部分灯，让你好好休息休息？"

病人此时皱着眉头，喘着粗气，似乎提一口气都很困难的样子，费力极了。她说："能关灯就最好了。"说完后她顿了顿，又说："不关也不要紧。"

老马一边告诉她不要说话了，好好吸氧，一边示意规培医生看着她，自己则走出了抢救室，找到患者丈夫，问了一句："患者最近有没有被狗咬过？"

患者丈夫对老马这个问题感到很疑惑，想了好一会儿，说："没有啊，没有听她说过这个事情。"

显然这个答案老马不满意。

"你再仔细想想，最近几个月，或者最近几年，你们家有没有养狗？或者在居家、路边等处有没有跟狗接触过，有没有不小心被咬过……"

"你这么说，倒好像真有一次……"患者丈夫使劲回忆着，说去年在朋友家，她被小狗吓了一跳，还被咬了，但当时好像并不严重……

"当时有没有打狂犬病疫苗？"老马追问。

"没有。"

这个答案，让老马失望至极，又让老马恐惧至极。

眼前这个呼吸困难的女病人，很明显有恐水的表现。恐水意味着什么？别人可能不知道，老马自己却是心惊胆战。他从事急诊工作十几年，遇到过的两个恐水患者，最终都确诊为狂犬病，而且都死掉了。

狂犬病，一旦发病，必死无疑。

老马丝毫不怀疑这点，所以恐惧。

老马很不情愿地告诉患者丈夫，患者有可能是狂犬病。

患者丈夫听到这个消息后，脸色都青了。他虽不是医生，但也听说过狂犬病，也知道狂犬病一旦发病，无一生还。想到这，他许久说不出话来。

老马也怔了好一会儿，才缓缓开口打破沉寂："目前还没确定，我只是怀疑而已，高度怀疑。现在患者有呼吸困难的情况，如果真的是狂犬病，这个呼吸困难会持续下去，并且会逐渐加重，她等下可能就需要用气管插管接呼吸机辅助通气了，你同意吗？如果不同意，她很快就会因为缺氧而死亡。"

老马淡淡地说，好像在说不相干的人的故事一样。

患者丈夫终于失声痛哭，蹲在凳子前，伤心欲绝。此时此刻，凌晨3点，他仿佛成了全天下最可怜的人。

"你也不用太担心，我只是怀疑而已。确诊还需要做一些检查，比如查一些抗原等，需要点时间。她未必就是狂犬病，可能仅仅是重症肺炎而已。"老马安慰患者丈夫。事实上，他真的仅仅是在安慰而已。在他内心里，已经基本认定患者就是狂犬病了。

呼吸困难、乏力、恐水，生命出现大危机

患者呼吸困难、乏力、恐水，好像还怕光，希望病房能够关灯，又有被狗咬的病史，诊断已经七七八八了。更何况，患者排除了心脏原因引起的呼吸困难，胸片也没看到明显的肺炎，虽然呼吸内科医生说胸片不严重但症状可以严重，老马也相信这点，但他从个人经验判断，那些胸片不严重但症状严重的患者多数是老年人，很少有年轻人发生这样的情况，所以老马心里并不认可肺炎导致患者呼吸困难的诊断，肺栓塞的依据又不足。

然而狂犬病可以解释一切。

肺炎怎么解释恐水呢？不能。

老马大脑快速转动，该怎么处理这个特殊的病人，要不要马上请感染科？半夜三更地请感染科也不合适，他们也暂时帮不上忙，今晚的任务是保住生命，先插管上呼吸机再说。

不管什么原因导致的呼吸困难，只要足够严重，就有插管上呼吸机的指征，除非是气胸。气胸就不能上呼吸机，因为气胸往往意味着肺脏破裂，这时候还用呼吸机吹气，只会越吹越破，气胸越来越厉害，这会得不偿失。但患者明显不是气胸，胸片也证实了。

所以，马上找 ICU 上呼吸机吧。ICU 是重症医学科，全院最危重的患者都在 ICU 治疗。当病人有生命危险时联系 ICU 总是正确的。

今晚 ICU 还是华哥值班。华哥是一个从医将近十年的 ICU 老兵，和老马关系很好。老马比华哥年长几岁，以前在急诊科轮科时，华哥就是跟老马学习，两人相处了半年时间，关系亦师亦友，自嘲是"难兄难弟"。老马教了华哥很多急诊思维，而华哥也带给老马很多重症观念，彼此很合得来。

听说有呼吸困难病人，要插管上呼吸机，还要上 ICU，华哥自然不能推辞，只好顶着惺忪睡眼来到急诊科。

"家属同意了吗？"华哥问老马。

老马刚给家属做了沟通工作，说如果要上呼吸机的话，必须要去 ICU。ICU 有专业的生命支持设备，能最大限度稳住患者生命体征。

"同意去，已经签好字了。"老马说。

"什么原因导致的呼吸困难？"华哥望着患者，问老马。在老马告诉华哥之前，华哥已经在快速观察患者的一般情况了。

老马把华哥拉到一边，表示目前怀疑狂犬病。声音很小，怕患者听到。旁边的规培医生没说话，静静地听着。他刚刚也翻了书，书上说，恐水这个特征是非常重要的，基本上可以跟狂犬病画等号了。毕竟狂犬病还有个名字叫"恐水症"。

为什么狂犬病患者会恐水？这个机理比较复杂，主要是因为病毒侵蚀了迷走、舌咽、舌下脑神经核，这些位置控制患者的咽喉、吞咽动作，患者会发生吞咽肌痉挛、呼吸肌痉挛。一旦患者看到水或者联想到水，就会联想到吞水的动作，而对一个咽喉痉挛的狂犬病患者来说，吞水无异于自杀，因为水可能会误入气管导致窒息。所以狂犬病患者会恐水。

华哥听老马说出狂犬病时，瞪大了眼睛，难以相信。

"患者有典型的恐水表现。"规培医生这时候插了一句。老马点头，默认这个说法。"而且，患者之前有被狗咬的病史，还没有注射疫苗。"

华哥依然不相信，这太夸张了吧，买彩票都没那么好运气。每年被狗咬的人多了去了，没几个发病的。再说现在家养的狗大都很安全，狂犬已经不多了。

老马理解华哥的质疑，于是跟他重新分析了一遍病情，时不时瞥一眼患者心电监护，确认暂无生命危险才接着说。

华哥听罢，只能认同老马的判断。毕竟，恐水真的是一个很重要的特征。

"那怎么办？收入 ICU 吗？"华哥问老马。

"先收上去吧，我估计患者不用过多久就要插管了，现在呼吸有些急促了，血氧饱和度勉强可以，那是因为高流量吸氧了，搞不好过10 分钟就要插管上呼吸机。如果患者真的是狂犬病，那么现在应该是兴奋期，兴奋期患者会恐水、有幻觉等，持续一两天时间。现在过去差不多一天了，接下来就会进入麻痹期，到那时候患者就会呼吸麻痹、循环麻痹了。如果不上呼吸机，必死无疑。"

"当然，上了呼吸机，也必死无疑。"老马补了一句。

"你容我思考一下，这个病人比较特殊，我得跟上级汇报一下。"华哥说。

"还汇报啥，你汇报不汇报都得上啊，不上呼吸机马上就死掉了，我们的职责不就是抢救病人吗？谁也没办法眼睁睁看着她死掉啊！再说了，病人死在急诊总是不太好。不管如何我们都要竭尽全力，不是吗？否则将来家属说我们抢救不力，那咋搞？"老马似乎有些生气了。

老马说的是有道理的，咱们不能见死不救吧，华哥想。于是表示，跟家属沟通清楚吧，如果他们还是很积极，那该怎么做就怎么做。只是可怜了患者，才30岁，唉，不知道她生孩子了没。如果孩子刚出生，那就真的是人间悲剧了。华哥并不是多愁善感之人，但每个遇到狂犬病患者的医生，都会瞬间变得悲天悯人，因为有心无力，这种感觉最让人无奈。

华哥找到患者丈夫，对方哭红了双眼，坚定表态要不惜一切代价积极抢救，能多熬一天算一天。老马的话已经让他伤心欲绝，本以为是普通的肺炎，没想到一夜之间变成了狂犬病。这种生死别离来得太快，换了谁都受不了。

"什么时候被狗咬的？"华哥多嘴问了一句，"咬哪了？"

"去年，我们朋友家，好像是咬了左下腿。"他擦了眼泪，回复华哥。

"有出血吗？"华哥再问。

"好像没有……我不大记得了，当时我喝了些酒。"他很懊恼。

华哥转念一想，家属记不清倒不如直接问病人，于是回到抢救室，走到床边跟患者打了个招呼，随即掀起患者的被子，将裤筒撸了上去，反复查看患者两边小腿，然而都没有见到明显的咬痕或者伤疤。

华哥的动作让患者感到有些不舒服、不自然，她小声问他："这是要检查什么？"

华哥直接问："你丈夫说你去年在朋友家被狗咬了，咬哪了？当时有没有咬出血？"

患者此时神志还是清楚的，虽然呼吸偏快，但说一两句话还是勉强可以的。她稍微回忆了一下，说："当时被咬得不厉害，没破皮，衣服挡住了。"她试图撩起裤腿，但似乎手上力气不够，抬不起来。

老马一听，蒙了。几个人面面相觑。这个信息太重要了。被狗咬是事实，但如果连皮都没咬破，那是万万不可能感染狂犬病的。

"你这几年有没有被狗咬伤过？"老马追问。

患者喘了一口气，很肯定地轻微摇头，说："没有了，就那一次，也没被咬得多厉害。"说完，只见她眼皮开始往下耷拉，似乎就要闭眼睡觉了，说话的声音也很小，似乎连头都抬不起来了。

华哥立马警惕了——该不会是缺氧严重、大脑抑制了吧！赶紧抬头看了看心电监护，怪事儿！血氧饱和度还有 97% 啊，比刚刚还好一些。

"剧情"又反转了。

患者的这几句话太重要了，老马开始怀疑先前狂犬病的诊断了。如果患者清楚地记得自己不曾被狗咬伤，甚至连皮都没咬破，那怎么会得狂犬病呢？她丈夫说当时被狗咬了，但那会儿他喝了酒，糊涂了，记不清楚是有可能的。病史这东西，还是患者自己亲口说的更为可靠。

老马当然知道这点。

可如果患者不是狂犬病，为什么会有恐水的表现呢？老马糊涂了。虽说经验丰富，但老马一直以为恐水基本等同于狂犬病。不是狂犬病的恐水症状估计临床不多见。

"马哥，患者肺炎真的不严重啊……"华哥赞同老马的观点，患者的呼吸困难应该不是肺炎导致的。而且患者看起来很虚弱，浑身都没力气，说句话的工夫都快要睡着了。"该不会有神经系统问题吧？"

"神经系统问题也不大可能导致呼吸困难啊。"老马摊了摊手。

"有没有脑血管意外的可能？少数脑血管意外会引起肺水肿，这是一种神经反射，患者也会有呼吸困难、缺氧表现……"华哥还没说完，自己就意识到了这个推断不成立，因为从患者的胸片来看，并没有明显的肺水肿。一个小小的胸片，已经提供了很多铁证。

老马沉默了一会儿，没接华哥的话。

两人站在患者床旁，一边盯着患者的心电监护，一边看着患者的呼吸，想着要不要现在就气管插管上呼吸机，让患者舒服一些算了。但毕竟还不知道病因，两人都有些犹豫。而且患者现在的指标还勉强，也不是非要上呼吸机不可。

"你老公说你平时都有一些不舒服，过几天就好了，是哪里不舒服啊？"老马突然问患者。

患者的眼皮都要耷拉下来了，听老马这样问，又轻微抬了一下头，似乎努力要抬起头睁开眼，但也只能微微抬头而已，眼神还是迷离状态。她低声说："就是全身没力气，整个人很累，想睡觉，过两天又会好一些。"

老马眼神闪过一丝异样，被华哥捕捉到了。老马肯定是想到了华哥没想到的东西，所以才会眼神发亮。

"是不是觉得早上好一些，下午差一些？"老马问。

患者轻轻点头，似乎都懒于说话了。

听到老马问这句话的时候，华哥才恍然大悟。而站在一旁的老马，早已经激动不已了。

有救了！"晨轻暮重"之后，绝症诊断被推翻

他们俩都观察了患者很久，患者的肢体无力、呼吸困难显而易见，连抬头、睁眼、活动肢体都难以做到。一般人会以为患者是由于缺氧导致乏力，但此时此刻，老马和华哥同时想到了一个旁人可能没有想到的疾病。

重症肌无力！

这个诊断已经呼之欲出了。

患者非常有可能是重症肌无力，而且是肌无力危象。老马望着华哥，眼睛放光。肌无力危象发作时，最严重的莫过于呼吸肌无力（呼吸困难）了。重症肌无力有很多类型，几乎全身的肌肉都可能累及，如呼吸肌、颈部肌肉、眼皮肌肉等，所以患者会抬不起头、睁不开眼……

这些华哥当然也都知道，笑着说："看来还是得请神经内科过来看看啊。"

规培医生得到老马的示意，颠颠儿地跑出去打电话了。剩下老马和华哥在抢救室盯着病人，两人一商量，还是决定先下手为患者插管上呼吸机，否则患者一旦呼吸停了，治疗就被动了。

华哥出去让患者家属签字，老马则在护士的协助下，三两下将患者身体放平，顺利插入了气管插管，接上呼吸机。

看着患者安静地躺在抢救床上，呼吸机"扑哧扑哧"打着气，老马感到无比的踏实。因为患者的血氧饱和度升至了100%。

说到这儿你可能会有疑问，难道恐水不是狂犬病的特有表现吗？还真不是。重症肌无力患者，如果喉肌无力、呼吸无力，这时候给她喝水她一定会呛咳，而且很难喝得进去，一看到水就会产生溺水窒息的恐惧感，所以她即使很渴，仍然不敢喝水。

神经内科医生过来了，了解病情后，表示患者的种种症状的确有可能指向重症肌无力。肌无力危象患者经常会有呼吸衰竭，这在神经内科不少见。但不管如何，可以先收入 ICU 再进一步处理，毕竟患者已经上了呼吸机。

什么是重症肌无力？日常生活中可能很多人没听说过这个疾病。

其病理是这样的，我们的肌肉是靠神经支配的，而神经为什么能够支配肌肉呢？那是因为神经和肌肉接头的地方会有一些递质，这些递质由神经末梢分泌，作用在肌肉上，从而对肌肉发号施令。当某些原因（比如免疫异常）存在时，这个交接过程发生了障碍，肌肉就不听神经使唤了，就会发生肌无力。具体到症状表现上，有些病人是眼皮无力，表现为睁眼困难，发作时老是眯着眼睛；有些病人可能是咀嚼无力或肢体无力；还有一些病人是全身都没力气。

为什么会发生重症肌无力？医学界尚无确切解释，目前认为可能跟免疫异常等有关。

能不能预防？没法预防，只能早发现早治疗。

如果患上重症肌无力，需要靠一些药物治疗。比如溴吡斯的明，这种药物能重新唤起神经肌肉接头的交接工作，恢复肌肉的力量。此外，还可使用激素、免疫球蛋白类药物配合治疗，我们认为很多重症肌无力患者的发病可能跟免疫异常有关，而激素是最强的免疫抑制剂，所以激素冲击治疗也是有效的，甚至是高效的。

收入 ICU 后，遵从神经内科医生的建议，给予溴吡斯的明、糖皮质激素、免疫球蛋白等药物治疗。

第二天，患者顺利苏醒，眼睛睁得大大的。

看到这么明亮的大眼睛，华哥知道，重症肌无力确诊无疑了。这双大眼睛看上去漂亮多了，跟患者昨晚眼皮无力的状态相比，简直天壤之别。

用对药了，患者的呼吸无力迅速好转，呼吸困难也显著改善，顺利脱了呼吸机，拔除了气管插管。

没错，患者得的不是狂犬病，不是肺炎，不是心肌炎，是重症肌无力危象。所谓的危象，就是说这个病突然进展到最危重的程度，可能是某些原因诱发的，比如感染，比如用药不当，等等。

至此，患者终于知道自己为什么隔三岔五就会全身不舒服了，就是因为重症肌无力发作了。只不过有些人刚开始时并不严重，可能休息几天就会好一些，但是疾病本身仍存在，仍然会反复发作。一般是早上比较轻微，下午加剧，晚上症状更加严重，必须好好休息，这就叫作"晨轻暮重"。

每一个症状的背后，都有无数种可能性，而元凶往往只有一个。通过这个病例，老马和华哥又算是长了教训——恐水很可能是狂犬病导致，但前提是病人得有狂犬咬伤史，否则便需考虑其他神经系统疾病。

而对病人的家庭来说，由诊断狂犬病到确诊重症肌无力，则是一次惊心动魄的死里逃生经历。如果真的是狂犬病，那么就彻底完蛋了。重症肌无力虽然也无法治愈，但有药物可以控制，并且可以完全回归生活，较之得狂犬病可幸运多了。

小小"阑尾炎"，竟能让人住进 ICU

〇

患者病历

< >

👤	基本信息	男性，52 岁
📋	主诉	腹痛 3 日，发热，呕吐，腹泻
🩺	病史	左肾、输尿管结石
🏛️	会诊科室	外科、消化内科、ICU
✅	关键词	肾结石
		急性阑尾炎
		腹腔镜手术
		急性出血性坏死性肠炎

无论肾结石还是阑尾炎，其实都不难搞

一名52岁男子，肚子痛了3天，伴有发热，最高体温38.5℃，呕吐过一次，腹泻频繁，一天能拉3～4次，主要是黄色稀水样便。

他去社区医院看了，用了些药物，不发烧了，但肚子还是不舒服，还会隐隐地痛，没办法，只好来挂急诊，遇到了急诊科的老马医生。

"第一次发生肚子痛的时候，你吃过什么特殊的东西吗？有没有可能是吃坏了肚子？"老马医生问了病人一些常规问题，毕竟在急诊科，腹痛最常见的原因就是急性肠胃炎。

病人告诉老马："有天吃了一点隔夜的田螺，但估计跟田螺关系不大，我自己是有肾结石的，去年体检就有左肾、输尿管结石。我估计我这个肚子痛还是肾结石的原因。"

老马斜睨了病人一眼，又问："肚子是一直痛还是时好时坏？"

病人说："痛一阵子好一阵子，但好的时候也不怎么好，还是有些痛，疼得厉害的时候冷汗都冒出来了。"病人此刻皱着眉头，手捂住肚子，很明显现在疼得不轻。

"医生，我估计是肾结石，给我用些药吧，我还要回家带孙子呢。"病人跟老马说。

老马说："你这样子，恐怕还不能放你走，起码得做完心电图。再说，你现在的情况也不适合带孙子，要不我帮你打电话，让你儿子过来陪你吧。"老马见患者独自一人来急诊，并没有家属陪同，额外关

心了一下。

"做心电图干吗？"病人纳闷，"我是肚子痛，不是胸口痛，不用做心电图吧？"

老马有话直说："心电图不贵，20元一次，有少数心肌梗死的病人会表现为肚子痛，所以还是小心为好。"

十多年的急诊经验告诉老马，35岁以上的患者，不管有无高血压、冠心病史，只要发生牙齿以下、生殖器以上部位的疼痛，都要排除心肌梗死的可能，而主要排除手段就是做个心电图。心电图检查物美价廉，而且对患者没有任何辐射和损伤，可以反复做，前后对比，更能发现细节。

听到价格不高，患者才勉强同意，说那就做吧，做一次就好了，别做多了。

老马哭笑不得。本来这个患者当着医生的面先给自己诊断为肾结石，老马就一肚子气。既然你坚称是肾结石，那在社区医院处理不就得了，还来急诊干吗？再说，结合这些症状，很可能压根就不是肾结石。老马寻思着，没说出口。

做了心电图，还好，没事，没看到典型的心肌梗死变化图形。老马也稍微宽心了。

"心电图没事。"老马将检查结果告知患者，接下来开始给他做腹部查体。老马用手在患者肚脐周围摁了摁，问是不是这个位置最痛。患者"嗯"了一声，说最初是肚脐这里痛，现在右下腹这里也痛。说完，他自己用手指了指位置给老马看，同时皱了皱眉，估计是老马太用力，摁得痛了。

老马随即用力将患者右下腹稍压下去，患者疼得哇的一声喊了出来。

"是这个位置最痛吗？"老马问，指着患者右下腹。

患者猛点头，苦着脸，连连说："是的是的，轻点轻点。"

老马站了起来，说："得做个 B 超，你这看起来更像是急性阑尾炎，不是肾结石引起的腹痛。"

急性阑尾炎，最典型的临床表现是转移性右下腹疼痛。

这种"转移性"具体是怎么来的？

阑尾的位置在人体的右下腹腔，一般人会认为如果阑尾发炎，首先会引起右下腹疼痛，其实不然。阑尾发炎初期，患者感受到的往往是肚脐周围疼痛，而不是右下腹疼痛，这跟腹腔脏器复杂的神经支配有关。

阑尾炎初期，阑尾的炎症刺激了神经，神经信号传入大脑，大脑误以为是肚脐这边出了问题，因为负责传输肚脐这边脏器信号的痛感神经和负责传递阑尾疼痛信息的神经是由同一条通路传入大脑，大脑迷迷糊糊分不清楚，就误以为是肚脐附近的脏器出了问题，所以患者的感受会以肚脐这边的疼痛为主。

但阑尾炎一旦严重，比如发生阑尾化脓或者穿孔，炎症细胞、炎症介质等就会冲破阑尾，渗到阑尾表面，刺激阑尾附近的腹膜。这时候就不得了了，受到炎症刺激的腹膜会变得紧绷绷的，马上传输信号给大脑，告诉大脑，右下腹腹膜这里出大事了，大脑才做出反应，表现为右下腹剧烈疼痛，疼痛的部位从此就固定在右下腹了。

最初是肚脐周围疼痛，然后变成右下腹疼痛，这就叫作"转移性右下腹疼痛"，是急性阑尾炎的经典表现。

患者似乎有转移性右下腹疼痛的表现，所以诊断急性阑尾炎的概率是很大的。但老马也不敢一口咬定就是阑尾炎，必须让患者做个腹部 B 超明确一下，毕竟其他情况也可能导致类似转移性右下腹疼痛的表现，比如十二指肠穿孔，刚开始是穿孔位置疼痛（上腹部），后来穿孔部位的消化道液体流了出来，可能一直流到右下腹，刺激右下腹的腹膜而引起右下腹疼痛。所以，碰到所谓的转移性右下腹疼痛症状，只能怀疑患阑尾炎的可能性大，不能就此诊断，必须用辅助检查来确认。

"我这不是阑尾炎啊，是肾结石。"患者似乎有些不耐烦，他大概知道阑尾炎要手术，所以不愿意承认自己是阑尾炎。

老马见他不同意做 B 超，就用手敲了敲他的左侧腰部，患者反应不明显，也没有展露出很痛苦的表情。老马说："如果你是肾结石引起的疼痛，那么我刚刚这么一敲你的左侧腰部，你会疼到飞起来（肾区叩击痛），而不是像现在这么无所谓。但不管是阑尾炎，还是肾结石，都得做 B 超来确认。如果你不同意，那就签字，出了事与我无关。"老马撂下狠话，想吓吓他。

有些病人啊，你不吓吓他，他真不知深浅。这是老马多年的经验心得。但也不是所有人都可以吓的，得根据不同患者的个性来把握分寸。有些人吓不得，有些人吓不倒。

眼前的病人，看起来淳厚朴实，可以吓。老马知道他可能只是心疼钱，所以告诉他："B超也才100元左右而已，不是很贵，能看到很多东西，值得做。你这万一是阑尾炎，又耽误了手术，辛苦的是你自己，还有你的儿子、你的孙子都跟着遭殃。"老马望着他的眼睛，语气诚恳。

"那就做吧，赶紧做吧。"他终于同意了。

B超做完了，由于患者肚子里气体较多，超声看得不是特别清楚，但是右下腹还是看到了一个长条形低回声长块，考虑阑尾炎可能。这么一查，倒是发现患者自己所说的肾结石、输尿管结石都没有了，如果他之前检查过是有，现在没了，那就只能解释为身体自行将结石排出来了，毕竟他没有做过相关治疗。

做完B超后，患者右下腹痛得更厉害了，都不肯让老马碰了，一碰到就哇哇叫，肚子绷得比之前更紧了。加上这时候抽血结果也出来了，血常规提示白细胞计数偏高，达到了 14×10^9/L ［正常范围是 $(4 \sim 10) \times 10^9$/L］。白细胞是人体卫士，白细胞计数增高，一般意味着有感染。而就眼前这个病人来说，非常可能是得了急性阑尾炎。

在急诊科这不到1小时的时间里，患者病情加重了，起码表面上看肚子痛加重了，腹肌也紧张了一些，真怕是急性阑尾炎。

在急诊科，急腹症其实蛮让人头疼的。如果只是普通的肠胃炎就还好，治疗简单，但这名患者显然不属于此类。判断依据一个是肚子压痛明显，另一个是B超所见。既然排除了肠胃炎，还得逐一排除其他的急腹症常见原因，比如肾结石、胆囊结石、胃肠穿孔、胰腺炎、肠梗阻，等等。这些可能的疾病老马都在脑子里过了一遍，但每一个都证据不足。

目前的证据指向的就是急性阑尾炎，说不定还会有化脓，甚至坏疽。[1]

阑尾就好像一条蚯蚓一样，起于大肠（盲肠末端），连接着小肠，所以阑尾既不是大肠（结肠），也不是小肠，就是一个中间状态。阑尾的特殊之处还在于它是一个盲端，有入口没出口，入口同时也是出口。这种解剖结构非常容易出问题，一旦阑尾管腔被粪块或者小石头堵住了，那就遭殃了，没有任何缓冲，很容易就化脓、坏疽甚至穿孔。

患者腹痛加剧了，捂着肚子哇哇直叫。老马急忙请了外科医生过来，外科医生查看后，同意了急性阑尾炎诊断，认为当下有立即手术切除阑尾指征。

患者听到要住院做手术，不是太情愿，但肚子实在痛，也不好拒绝，只好让老马帮忙打电话叫儿子过来。

老马和患者两人商量决定，患者先办理入院，直接入手术室，家属这边由老马联系。

外科医生联系了手术室，让准备急诊手术。老马提出，还是等家属来签了字再说吧，或者先向医务科备案也好。外科医生说："两边一起进行也没问题，谁知道家属什么时候才能到。再说，阑尾切除手术，患者自己也可以签字。"老马默许。

不到半小时，患者儿子赶到了。老马简单地介绍了情况，让他去

---

[1] 坏疽：指组织坏死后因继发腐败菌的感染和其他因素的影响而呈现黑色、暗绿色等特殊形态改变。——编者注

手术室找外科医生。家属找到了外科医生，焦急地问他爸怎么样了。外科医生告诉他，病人目前被诊断为阑尾炎，要紧急手术，手术正在准备中，然后拿出一摞知情同意书让他签。

病人儿子稍微犹豫了一下，问手术风险大不大。笔停在半空，还没落下。

外科医生说，凡是手术都有风险，阑尾切除是相对小的手术，但再小的手术都可能闹出人命。阑尾炎早期手术会简单些，如果耽误了，发生了阑尾坏疽或者穿孔，跟周围的脏器有粘连，等等，那手术就复杂很多了，风险也就更高。

"那我爸会不会有危险？"病人儿子又问，这其实是个好问题，通常也是家属们签知情同意书时最关心的问题。但此时此刻，外科医生可能误会家属的意思了，更加不耐烦地说："现在肯定危险了，病人痛得厉害，搞不好都已经有阑尾坏疽或者穿孔了。本来我们要做个 CT 确认一下的，但按照经验，应该是阑尾炎了，所以就省去了做 CT 耽误的时间，你也可以少花个 CT 的费用。"

听了这话，病人儿子不再多问，说："那就手术吧。那个，费用大概要多少？"

"整个做下来，差不多要准备万把块钱吧，也可能更多一些，现在还不好说，"外科医生说，"医保也可以报销的。"说完后，外科医生还是耐着性子给他大致讲了一下手术的风险，可能发生的并发症，最后加了一句："现在不做手术肯定是不行的，手术利大于弊。"

家属终于签字同意了。

微创改开腹，摊上大事了

手术方式选择的是腹腔镜阑尾切除术。

腹腔镜手术，其实就是在肚子上开三个孔，然后把镜子和钳子等工具塞进去。镜子就是摄像头，连接着手术台边的屏幕，镜子进入腹腔后，腹腔里面的脏器就会清清楚楚地显现在显示屏上，外科医生也就可以看着显示屏切切割割了。

以前外科医生做阑尾切除都是要开膛破肚的，现在腹腔镜技术发展了，很多手术都可以通过腹腔镜来做，优点是切口小，损伤小，术后恢复快，的确是外科手术的一大进步。

但今天，这个腹腔镜手术恐怕是进行不下去了。

因为镜子下去后，外科医生很快就找到阑尾了，阑尾就猫在右下腹这里，安安静静，完全看不出有坏疽或者穿孔的迹象，顶多是有轻微的充血，一点点水肿，不严重。这样的阑尾，绝对不可能引起患者这么严重的腹痛。

除了发现阑尾好端端的，更恐怖的还在后头。

腹腔内有很多淡红色的液体，起码有 $100 \sim 200mL$ 的量，还有少许纤维蛋白凝块，像豆腐渣一样。

这肯定是有问题的！

正常的腹腔应该是仅有少许液体，且这些液体也该是清亮的，不应该是淡红色好像血一样，量还不少，还有纤维蛋白凝块，眼下这情况，怕是有大麻烦了。

"腹腔镜恐怕吃不消了，赶紧转开腹吧，说不定是肠子出了问题，"外科医生板着脸说，"不是阑尾炎。"

他暂停了手术，出去跟家属说："患者有阑尾炎，但阑尾炎不严重，仅有轻度充血水肿表现。有可能存在其他更严重的疾病，可能是小肠出血，现在还不好说，我们得转为开腹手术，好好探查清楚再决定怎么处理。"

外科医生一番话，把家属吓得不轻。但家属此时已然别无选择，只有同意外科医生的做法。

重新回到"战场"，外科医生麻溜地剖开了患者腹部，仔仔细细地撩起每一段肠管来检查。

发现问题了！

在距离阑尾差不多 80cm 远的回肠肠壁有暗红色、节段性分布的多处片状出血！并且这段肠管是充血、肿胀、增厚的，说直白一些，就是发现一段肠子是充血、肿胀并且表面有出血的。即便是个实习医生，此刻也知道遇到大问题了。

外科医生傻眼了。本来术前以为是阑尾炎，谁也没想到开了肚子后居然不是。但临床就是这样复杂，不到最后一刻你都不知道真正的病因是什么，所以，外科医生术前术后都不敢把话说满，必须给自己留下余地，否则就是对患者不负责，对自己不负责，这与医生的个人临床技术水平无关。

还好，肠子还没有发黑（发黑意味着坏死），并且没有穿孔。外科医生下意识地触摸了肠系膜动脉，还好，搏动还存在，动脉供血还是好的，姑且算是众多坏消息中唯一的好消息吧。外科医生赶紧让护士打电话，把外科主任喊了下来。这情形太复杂，必须要领导坐镇。毕竟主任的经验更丰富、处理更果断，有他在，大家都安心。

外科主任收到消息，怕自己吃不准，把消化内科主任也一起带过来了。切切割割是外科医生的专长，但眼下是发现一段小肠在出血，到底什么原因呢？还是跟消化内科主任一起讨论一下更安全。这既是保护自己，也是保护患者。

消化内科主任上台一看，又回顾了患者的病史、术前查体情况和辅助检查情况，诊断是急性出血性坏死性肠炎。

急性出血性坏死性肠炎这个病大家可能没怎么听说过，即便是外科医生，也没太接触过这个疾病。这是一种危及生命的暴发性疾病，病因不清，其发病与肠道缺血、感染等因素有关，以春秋季节发病为多。有可能是吃了脏东西，也可能是某些细菌的作用，导致小肠发生病变，出现小肠肿胀、出血，严重的会造成小肠坏死。患者会有发热、腹痛、呕吐、腹泻、血便等表现，如果没及时发现，患者有可能因此丧命。

大家也不用担心，大多数吃了坏东西后拉肚子、腹痛的情况都不是急性出血性坏死性肠炎，更多的是普通的肠胃炎。但如果经治疗后无好转，或者有便血，那就要警惕了。

几个主任一商量，患者目前虽然有肠子出血，但是还没发生坏死、穿孔等，所以就暂时不切小肠，放一条腹腔引流管就可以关腹了。当然，得把阑尾干掉。阑尾有轻微炎症，保不准下次就轮到它出幺蛾

51

子了。切掉阑尾就能预防阑尾炎发作了（阑尾都没了，这辈子当然不会得阑尾炎了）。目前研究表明，人没有阑尾一样能活得很好，倒是阑尾炎发作会让人饱受折磨。

置放腹腔引流管，就是在患者腹壁上穿一个小孔，放一条手指般粗的导管进入腹腔，末端留在体外引流，这样就能保证将腹腔内的血液及时引流出来。引流本身有治疗作用，而且利于医生观察病情。如果没有引流管在，病人腹腔内即使已经出血几百毫升都可能不被发现；但如果有引流管在，只要腹腔一出血，血液就会流出来，被医生即时发现。当然，如果引流管堵住那就另当别论了。

手术顺利完成，关腹。送 ICU 密切监护。

小阑尾 "戴罪立功"

既然诊断是急性出血性坏死性肠炎，那患者接下来就有可能发生中毒性休克或者肠坏死，必须在 ICU 加强监护，这样一旦有异常，才能及时有效处理。

目前 ICU 医生的治疗计划是，给病人禁食，补液，使用抗生素，维持水、电解质及酸碱平衡。患者肠子有问题，出血了，那肠子肯定存在功能障碍，吃东西是不可能的了，必须禁食，看肠子能不能自行恢复。

一听到要禁食，患者儿子问："我爸会不会营养不够，会不会饿啊？"

"患者虽然禁食了，但可以通过静脉补充营养，不会因为没东西吃而饿死的，放心。国内有过不吃不喝几十年，单纯靠静脉补充营养就活了一辈子的成功案例。"华哥告诉家属。静脉营养支持也是ICU常用的治疗手段。

"我爸爸能不能好起来？"病人儿子满怀希望地问华哥。

华哥当然不能直接回答这个问题，只能告诉他说，有数据显示，3/4的急性出血性坏死性肠炎患者最终都可以康复，只有1/4的患者会死亡。华哥以为这个数据会让家属放心。殊不知，这样的数字却把病人儿子吓得半死："天哪，25%的死亡率，那是相当高的了。"

"我们不能保证让他好起来，只能保证全力以赴，这点可以放心。"华哥说。

当天晚上，患者病情就转差了，刚好是华哥值班，华哥心里真是叫苦不迭。

"患者腹胀更明显了，连血压也有降低的趋势，90/50mmHg，这个血压对患者来说偏低了，患者很可能已经休克了。我们担心的并发症，可能真的发生了。"华哥通过电话告诉患者儿子。

患者儿子在电话那头哭了起来，束手无策。

华哥安慰他说，现在还不是气馁的时候，可以再努力看看，给医生和病人一点时间。

经过调整抗生素、补液，下半夜，患者的血压终于回升了。华哥操劳了一个夜晚，眼睛没合过，但看到患者的血压稳住，尿液出来了，心里也就舒坦多了。起初华哥真担心患者发生了肾功能衰竭。要知道，人一旦休克，肾脏就会成为被牺牲的器官，因为机体要保护大脑和心脏的氧供，就必须弃车保帅，肾脏首当其冲。

一旦发生肾功能衰竭，要洗肾（床边血液净化治疗），那就更加棘手了。还好，这些可怕的假设都没有发生。

患者的腹腔引流管引出了一些血性液体，但量越来越少。排便出现了一些血性便，但量也在逐渐减少。这意味着，患者的小肠出血应该有缓解了。

住 ICU 第 5 天，患者腹痛、腹胀明显减轻，人也精神了。

几个外科主任过来看他，大家也开起了玩笑，尤其是针对那条无关紧要的阑尾。

这条可爱的小阑尾啊，既是事故的一部分，也是帮助确诊的功臣。如果不是最先考虑阑尾炎，就不会开腹。如果不开腹，可能就不会那么快地发现有急性出血性坏死性肠炎，说不定还会折腾很长时间。万一耽误了治疗，肠子穿孔坏死了，那就真的棘手了。

但患者这个疾病，也不是非要开腹不可。只不过患者腹部情况的确严重，不管出于怎样的考虑，当时采取手术治疗几乎都是必要的了，很多疾病最终都是需要打开肚子才能明确诊断。

在 ICU 住了 8 天后，患者被成功转回消化内科病房，没过多久便顺利出院了。

"心门"不能随便开，
关不上了才真叫糟糕

患者病历

基本信息	女性，35 岁	
主诉	发热、乏力	
病史	尚未明确	
会诊科室	心内科、胸外科、呼吸内科、感染科、神经内科	
关键词	病毒性心肌炎 感染性心内膜炎 脑栓塞	

医生开那么多检查单，总是有道理的

一名 35 岁的女子，傍晚时分在丈夫陪同下来到急诊科。

没等医生开口，她自己就先讲了一串，说自己这几天都在发烧，一直没力气，周身不适。在楼下买了些感冒药吃，能短暂退烧，但很快又烧起来了……很难受。

"在家有没有量过体温？最高体温是多少？"急诊科老马医生问她，同时安排护士给她重新测量一次体温。

"量了，最高 39℃。"病人皱着眉头说。老马察觉她有些口干，估计没怎么喝水。病人说完，丈夫又补充了几句："吃了好几次感冒药，效果都不好，明天我们还准备去外地旅游，看样子旅游计划要泡汤了。"他耸耸肩，显得有点失望。

"都这样了还准备旅游啊，先顾好身体吧。"老马医生没好气地说。丈夫不作声了。

"做个心电图、拍个胸片、抽个血，等下去门口右边缴了费就去抽血检查。"老马给病人快速听诊了双肺和心脏后，没发现太大异常，便按照常规操作开了一系列单子。

"要做这么多检查吗？"患者惊讶地问。

"这是最基本的，一点不多，"老马抬起头，微微笑了笑，"你发烧这么多天，可能会有细菌感染，化验个血常规、肝肾功能还是必要的。心电图是为了看有没有心脏的问题，比如心肌炎、心肌损伤等。胸片也是必不可少的，万一你有肺炎，拍了胸片才好确诊。胸片是诊断肺炎的金标准，没有胸片，我不敢给你诊断肺炎。"

换了平时，老马可没那么多工夫解释这么多，但今天急诊太忙了，如果不解释清楚，患者一旦拖延或者质疑起来，效率就会低许多。

患者听老马解释后，基本理解了，便出门缴费去了，走之前拿出了腋窝下的体温计。老马一瞧，38.9℃。"嗯，还是发烧的，要多喝点水，实在不行我就给你补点液。"

"先去检查吧。"老马催她。

等她检查回来后，老马已经看了好几个病人了。各科室跑了一圈，病人似乎有些疲惫，一屁股坐在凳子上，微微喘气。

老马敏锐地注意到了这个小细节，问她："平时有经常运动吗？体力如何？"

病人告诉老马，自己平时不怎么运动，偶尔会跑跑步、打打羽毛球。她大概意识到老马的担忧了，指着自己的胸口，说现在感觉有点胸闷，但不是太严重。

老马看了看电脑，发现患者的检查结果已经同步过来了，便开始逐一排查。胸片还好，没有明显炎症，不是肺炎；心电图也没什么明显异常，就是心率略微偏快，101 次/分；血检结果还没出。

发热病人心率偏快些，这是很正常的。但患者觉得有些胸闷，这就让老马不得不警惕了。急诊科每年都有心肌炎被误诊为感冒的患者，极个别还有猝死可能，已经有过血的教训了。让老马稍感安慰的是，患者的心电图还是基本正常的。但是另一方面，即使心电图没看到明显异常，也无法彻底排除心肌炎。

所谓心肌炎，多数是由病毒感染引起的，所以也叫"病毒性心肌炎"。患者一开始出现发热、乏力、肌肉酸痛等不适症状，大都觉得自己只是得了个普通的感冒（感冒多数是由于病毒感染）。随着病情继续进展，心肌细胞进一步受损，出现明显炎症，此时就发展成心肌炎了。严重的心肌炎，会引起心功能衰竭，甚至猝死。

老马拿出听诊器，重新给患者仔细听诊，实在没听到任何异常，才放了心。

过了一会儿，血检结果出来了，白细胞总数显著升高，$18 \times 10^9/L$，这是肯定有问题的，老马暗自思忖。普通病毒性感冒，绝少会有白细胞总数升这么高的。白细胞是人体卫士，就好像城堡的士兵一样，是起"保家卫国"作用的。白细胞可分为中性粒细胞、嗜酸性粒细胞、淋巴细胞等，白细胞总数升高这么多，一般是因为中性粒细胞显著升高，而中性粒细胞攻击的对象一般是细菌，很少会针对病毒，所以，白细胞总数升高往往意味着细菌感染。

到底是哪里来的细菌感染呢？是呼吸道吗？胸片没看到异常啊，而且患者没有明显的咳嗽、咳痰，所以诊断肺炎是依据不足的。如果不是呼吸道感染，那会是哪里？泌尿道感染吗？女性的尿道很短，很容易感染，但如果是尿道感染，应该会有明显的尿频、尿急、尿痛等表现，她也没有，种种情况似乎也不大支持这个推断。

为了进一步排除有没有泌尿道感染，老马让患者留了尿液检查，还让做了腹部B超。腹部B超是很有帮助的检查，能判断患者到底有没有患泌尿道结石、胆囊结石、阑尾炎等病症。

结果都没看到。

患者体内存在细菌感染，但不是肺炎，不是泌尿道感染，不是胆囊炎……既然这些常见的感染灶都排除了，那会是哪里来的感染呢？老马顾不上那么多了，稳妥起见，先收入院，慢慢详查。

急诊科是个打快枪的地方，一旦病情复杂，就应该交给住院部解决了。

患者听说要住院，不乐意了："就不能在这里吊针治疗吗？住院多麻烦！"

老马解释说："你目前的诊断不是特别清楚，我贸然给你用药是不对的，对你、对我都是不负责的。而且，急诊看病医保没报销，住院有报销。你自己决定吧。"

"算了算了，那就住院吧。旅游暂时也去不了，就当体检。"患者丈夫在旁边安慰妻子说。

对此类情况，医生们早已见怪不怪。很多患者都有这样的心理，身体不舒服会主动来医院，一旦病情严重需要住院，却第一时间表示抗拒。

老马说通了患者，既然发热原因不明，那就暂且收入呼吸内科吧。呼吸内科是发热病人的"大本营"。

听到心脏杂音，关键问题浮出水面

在呼吸内科住院期间，管床医生给用了抗生素，但患者仍然有发热，发热厉害的时候还会打寒战，浑身哆嗦，看起来怪可怜的。患者丈夫心疼地抚摸着妻子的鹅蛋脸，说："实在不行，咱就换家医院吧，都住了2天了，还在发热。这医院大夫技术不行。"医生眼下急着寻找病因，也就没有把他的话放在心上。

这天科主任查房，认真听取了这名患者的病史，发现了很多可疑之处。科主任向管床医生强调，患者发热原因不明，必须按照流程来做检查诊断，该做的一个都不能少，包括心脏彩超、风湿免疫方面检查、各种感染病原体化验，还有少见的病毒、支原体等，一个都不能漏掉。

总之一句话，全面铺网。

"同时做个胸部CT吧，胸片有时候看不清楚，做CT放心一些。"科主任告诉管床医生，然后低下头，认真给患者听了心肺。

就在此时，科主任的神情凝固了，一动不动。在场的几个医生都莫名紧张起来——该不是主任发现了什么我们没发现的东西吧？看他脸色不大好看。

科主任沉着声音问："你们认真听过患者的心脏了吗，有没有杂音？"

管床医生站了出来，说："天天查房都有听，没发现太多异常啊。"他说话的声音偏小，似乎有些胆怯了：主任既然这么问，肯定是有发现了。难道真的是自己听漏了？

科主任示意管床医生靠过来，再听听。

管床医生赶紧俯下身子，接过主任的听诊器，认真听了起来。

该死！患者的心脏听诊区出现了吹风一样的杂音。这个声音传入管床医生的耳朵后，既让他兴奋，又让他害怕。兴奋的是终于发现了问题；害怕的是自己没在主任发现之前及时捕捉到这一信息，而是在主任发现之后才发现，可能是自己大意了……但转念一想也不对，自己之前明明听过的啊，当时分明没这么明显，为什么会这样呢？难道短期内病情变化了？管床医生顿时语塞。

"这个杂音起码都有Ⅲ级了，不算轻微，一般都能听到，"科主任说，"你们工作忙、经常半夜三更都回不了家的确是很累，这我都知道，但再忙也不能出错啊。"

这时候，副主任接过话茬，帮管床医生说了一句话："昨天中午我也听了，当时的确没听到这么明显的杂音。"

科主任听副主任说完，气也消了一半。如果真是这样，那就不是管床医生的问题了，可能杂音是最近才出现的，之前没有。

为什么大家听到心脏杂音之后都这么重视？因为这里面牵涉到诊断的问题。科主任当着病人的面说："你这个发热不是肺炎，也不是其他毛病，很可能是你心脏的问题导致的。我们几个现在听到了你心脏有杂音，可能是你的心脏瓣膜出现了问题，比如瓣膜被细菌感染，导致瓣膜关闭障碍，就会出现杂音。"

科主任接着说："我们的心脏就好像一个房子，瓣膜就好比门窗。

如果门窗被虫蚀破烂了，那房子就漏风了，我们这时候用听诊器一听，就能听出个七八分来。为了证实你这个心脏的门窗是不是真的破烂了，我们今天得给你安排做心脏彩超，好好检查清楚。如果真是瓣膜有细菌感染，那就好办一些了，只要抗生素选择正确就没问题。"

患者和家属本来已经对这里的医生失望了，现在听到科主任这么一解释，又重新燃起了对治疗的信心，表示同意马上就做心脏彩超。患者还说，难怪这两天胸口都有些闷，原来真的是心脏出了问题。

"心脏彩超做了吗？"科主任问管床医生。

"已经提交预约申请了，但还没约到。"管床医生低声说。

"那不行，今天必须做。等下我给彩超室打个电话，让他们开放绿色通道，先做我们这个病人。这个病，可拖不得啊，"科主任语重心长地说，"再拖下去，瓣膜都坏掉了，门窗都倒塌了，就糟糕透了。"

科主任说的这个病，就是感染性心内膜炎。

管床医生之前也不是没考虑过这种可能性，但当时听诊心脏没有杂音，而且做了一次血培养，到现在还没有报告阳性，便估计是阴性可能性大了。如果真的是细菌入血，感染了心脏瓣膜，那是会引起反复、顽固发热的，而且也会听到心脏杂音；但如果当时心脏瓣膜病变还不厉害，那是完全有可能听不到杂音的。

科主任说到做到，马上给彩超室的主任打了电话，说："有个病人需要马上做心脏彩超，望兄弟开恩，给个特权。"彩超室的主任见呼吸内科主任亲自发话了，也只有卖个人情，同意早上"加塞儿"做一个彩超。

患者和家属也是感激涕零，本来说约了后天才能做的，没想到今天就能做了，由衷地庆幸。

一切准备妥当后，管床医生推着病人去了彩超室。

结果出来了，嗯，真的是心脏瓣膜的问题。

患者的二尖瓣、主动脉瓣都有赘生物，引起瓣膜关闭不全。这个赘生物，基本上就是细菌团块了，细菌和坏死组织黏附在瓣膜上，细菌可能持续入血，所以患者会反复发烧。虽然管床医生一开始也用了抗生素，但是抗生素未必能针对这个细菌起作用，而且剂量也不够大，很难把赘生物里面的细菌干掉，所以病情反反复复。

这些细菌不知是什么时候入血的（可能是从患者皮肤感染入血），一路侵袭到患者的心脏瓣膜，引起瓣膜炎症，造成瓣膜损伤，患者因此出现发热、心脏杂音等症状。换句话说，患者心脏这个"房子"，"门窗"真的是出了问题了。门窗有破口，关不牢，老是漏风，每次心脏泵血，都有一部分血反流了，所以就能听到心脏杂音了。

也就是这天下午，血培养结果出来了，阳性，是金黄色葡萄球菌。

血培养阳性，说明患者血液里面真的有细菌。正常情况下，血液里面是不可能有细菌的，现在检查到患者血里面有细菌，最大的可能就是从心脏赘生物这里释放出来的。

到现在为止，患者存在发热、心脏听到杂音、心脏彩超看到有瓣膜赘生物这三方面情况，那么诊断为感染性心内膜炎就是确定无疑的了。

手术风险很大，却是唯一的生机

确诊后，接下来就要考虑治疗了。

科主任说，治疗也是要用抗生素。但从现在起，我们要根据培养出的细菌来有针对性地选择抗生素了，而且要使用较大的剂量，才能维持血液较高的药物浓度，从而杀灭赘生物里面的细菌。否则，这些精明的家伙藏在又肮脏又厚的赘生物里面，药物未必能干掉它们。

"请心内科医生过来看看吧，毕竟是他们的专科疾病。"科主任发话了。

心内科医生过来了，看了看患者的情况，基本同意目前的治疗。感染性心内膜炎，既然是细菌感染导致的，用抗生素是必需的，也是最关键的。只要抗生素用对了，且剂量足够，应该会有效果的。

"治疗方法看起来简单，就怕患者在过程中发生并发症，比如心力衰竭，或者栓塞等，最怕发生脑栓塞。"说这句话的时候，心内科医生暗暗捏紧拳头。因为前段时间他们科一个确诊感染性心内膜炎的患者后来发生脑栓塞而去世了，这件事让大家心里都蒙上了一层阴影。

管床医生转过身对患者说："你的病现在已经明确诊断为感染性心内膜炎，只要不发生心力衰竭、脑栓塞等并发症，一般都没问题的，不用太担心。安心配合治疗就可以。"

患者丈夫还是有些担心，问道："我媳妇这么年轻，怎么会发生心衰呢？心衰不是老年人才会有的疾病吗……"

管床医生只好继续解释，还是用刚刚那个例子：细菌感染了房子的门窗，如果门窗仅仅是有点破溃那还好，把细菌干掉就会慢慢愈合；但如果细菌很顽强，把门窗腐蚀透了，整个门窗都脱落了，那这个房子就遭殃了，门窗关不紧，心脏就没办法很好泵血。试想一下，心脏拼命想往前面泵血，而后面又漏风，那可能有很大一部分血液会漏到后面去。血液泵不出去，组织就会缺氧，这就是心衰了。

"严重的心衰是会……出事的。"管床医生本来想说"严重的心衰是会死人的"，为了不增加患者的心理负担，话到嘴边还是咽了回去。

"那为什么会有脑栓塞的可能呢？"患者自己也隐隐担心，问道。

"这个很简单，"管床医生说，"如果瓣膜上的赘生物脱落，随着血液流动，它可能会流入大脑，如果刚好堵住大脑的血管，造成这部分脑组织缺血缺氧，就会发生脑栓塞了。我们现在用强力的抗生素治疗，目的就是为了预防这个赘生物继续增大，要知道，赘生物越大就越可能脱落。"

"那这个病要治疗多久啊？"患者丈夫问。

"起码得一个月，"管床医生说，"足够长的时间，才能确保彻底杀灭赘生物的细菌。"

病人和家属听到这个答案后都吓了一跳。没想到一个发烧，竟然要把自己禁锢在医院长达一个月的时间。

"如果能顺顺利利过完这一个月，那就谢天谢地了。"管床医生用只有自己能听到的声音嘀咕了一句。

很可惜，命运总是不让人那么顺利。

你越是害怕什么，命运就越会给你什么。

第二天一大早，护士就冲进来喊医生，说2床（就是这个患者）呼吸不好了，缺氧严重，赶紧去看看。

管床医生连白大褂都来不及穿，护士话音刚落就冲了出去。等他来到患者床旁时，发现患者正端坐着大口呼吸，气喘吁吁，满头大汗，口唇有些发绀。

患者丈夫在一旁急得手忙脚乱。

糟糕，难不成患者真的发生了急性心力衰竭？这是管床医生脑海中闪现的第一个念头。

难道细菌最终还是弄破了瓣膜，导致瓣膜功能障碍，心脏失去了正常的泵血功能？血液如果不能有效泵出去，就会淤积在肺循环，肺循环是装不下那么多血液的，多余的液体会渗出到肺泡里。肺泡本来是装气体的，现在装了这么多液体，就好像溺水一样，患者会非常缺氧，甚至有濒临死亡的恐惧感。

护士不用等医生的吩咐，赶紧准备了面罩给患者戴上吸氧，同时心电监护也接了过来，心率130次/分，血压160/90mmHg，血氧饱和度95%。不用听诊器，也能听到患者满肺的干湿性啰音。

"患者刚刚在干吗？怎么会突然这样？"管床医生问家属。此时患者气促得厉害，说话都困难了。

"没干什么啊，刚就吃了个早餐，就变成这样了。"患者丈夫吓坏了。

"患者是心衰发作，赶紧给她推注一支呋塞米（利尿剂）。"管床医生口头下医嘱，让护士执行。

急性左心衰发作，肺水肿明显。利尿剂能迅速把身体里面多余的水分去掉，通过尿液排出来，也能减少肺里面的水分，从而缓解心衰症状。

但药物起效是需要时间的，而患者目前已经危在顷刻了。

管床医生赶紧让 ICU 医生过来会诊，看看需不需要直接气管插管接呼吸机，先保证患者的呼吸再说，否则患者可能会因缺氧窒息而死亡。

在等待 ICU 医生来之前，管床医生又给患者拉了个心电图，心电图仍然没有看到急性心肌梗死图形。看来真的是瓣膜损坏加重了，因为听诊的时候心脏杂音更强了。

抗生素治疗失败了。细菌正在张牙舞爪，嘲笑着管床医生。

接到会诊电话后，ICU 医生华哥急忙赶了过来。快速了解患者病情后，他同意管床医生判断，患者应该是急性心衰发作。此时患者缺氧明显，必须立即解决缺氧的问题。

"患者必须马上气管插管接呼吸机辅助通气，转 ICU 治疗。"华哥斩钉截铁地跟家属说。

家属这时候来不及考虑太多，当下只能同意转运 ICU 治疗。

"没的迟疑。一迟疑，人就没了。"华哥继续强调。

患者本人缺氧更厉害了，眼看就要昏迷过去了。

所幸华哥这次来时早有准备，随身带来了气管插管箱，就怕患者需要气管插管。现在刚好马上用到，不耽误一分钟时间。

放倒患者后，华哥跪在患者床头，三两下就把气管插管插入患者咽喉，置入气管。患者已经失去意识了，所以没有太多抵抗。

"赶紧接上简易呼吸器，转 ICU。"华哥跟管床医生说。必须用最快的速度接上呼吸机，给患者吸入高浓度的氧气，才能缓解缺氧。

在众人的努力协作下，患者顺利转入了 ICU。

经过 2 小时的呼吸机治疗，患者缓缓醒来。这会儿血压也低了，但人还是很虚弱，华哥给她用了小剂量的升压药维持身体状态。

一般普通人到了 ICU 这种地方，那肯定会害怕的，这是人之常情。为了减少患者的担忧，华哥不停地给她安慰，告诉她，治疗一两天，等病情好转就能出去了。口中这根管子是救命管，暂时不能拔掉，就忍一下吧，实在忍不了，就给你用点镇静药，睡一觉就好了。

患者拼命摇头，表示不想"被镇静"。

然而，清醒的病人在 ICU 里是真的遭罪。镇静药该用的时候还是会用，由不得患者自己做主了。但考虑到患者现在既然能耐受气管插管，也能配合治疗，华哥就暂时不给她镇静了。

过了一会儿，ICU 几个医生都过来了，大家一斟酌，同意急性左心衰的诊断。估计还是感染性心内膜炎没控制住，瓣膜损伤严重了，导致"量变"积累成"质变"。为了证实这点，他们当天早上又请负责心脏彩超的医生过来帮忙做了检查。

结果不出意料。

由彩超看到患者心脏的赘生物比之前更大了，而且瓣膜损伤更严重，反流更厉害了。

这也就是患者会突然发生心力衰竭的原因。

华哥问主任："要不要请胸外科过来看看能不能手术？患者的心脏瓣膜坏掉了，如果不更换，估计抗生素效果不会太好。"

这是个很简单的道理。门窗破坏了，你还留着它是没用的，必须得让木匠过来更换，房子才能继续使用。只不过，现在患者状态很差，一是需要靠呼吸机维持生命体征，二是血压很低，休克了，需要升压药支持。这种情况下，做手术的风险是非常非常大的，搞不好，患者直接就下不来手术台了。

这样的手术，医院不是没做过。只是，风险太高。因此，要胸外科医生完成这样胜算不大的生死博弈，也是需要勇气的。

主任略一思忖，点点头，说："要不让几个兄弟科室一起来会诊吧，大家商量商量，看看怎么解决为好。"

当天下午，在医务科的努力下，心内科、胸外科、呼吸内科、感染科几个科室的主任都集结在 ICU 办公室，就这个病人的下一步治疗展开讨论。

心内科医生认为，患者的感染性心内膜炎诊断明确，目前发生了心力衰竭，这是很严重的并发症了，普通抗生素治疗肯定不会奏效的。如果不接受手术，患者必死无疑，只是时间的问题。

心内科医生每次都是这个意见，上次针对一名情况类似的病人他们也是给出了这个意见。事实上，他们的经验的确如此。患者的心脏瓣膜已经烂到无可救药了，不能再靠药物了，必须立马切掉，换新的，才有可能获得一线生机。

其他几个科室的主任基本同意这个观点。

但胸外科医生犹豫了。的确，心内科主任说得没错，手术看起来是唯一的机会。但手术风险太高，患者这样的呼吸条件，这样的血压，搞不好还没麻醉，病人就不行了，到时候死在手术台上，那就太糟糕了。

胸外科医生也不遮掩，老老实实把自己的难处摆了出来，然后望向医务科主任，说："如果大家都认同要手术，那我们就手术，但术前必须跟家属沟通好，这是'死马当活马医'，不能让家属抱有过高的期望。"

"另外，必须要家属先缴一部分押金。别跟上次一样，手术失败了，病人没了，家属也跑了，医药费没给，我们科一个月都白干了。"胸外科医生越说越激动。

大家都赞同。胸外科主任的担忧也是有道理的，但病人逃费的情况毕竟是少数，而且医生的初衷还是要救治病人，难道病人没交押金就不抢救吗？当然不是。但把问题摊开来解决，让医务科介入处理，对患者对医生来说都是好的选择。

"既然大家同意手术，咱们就开干吧，"ICU主任说，"我们预留好床位，手术后进入 ICU 复苏，密切观察。"

"通知手术室，安排紧急手术。"华哥刚想给麻醉科打电话，胸外科医生突然跑进来，跟华哥说，家属不同意手术。

"什么？"华哥不敢相信。

胸外科医生摊摊手，说："家属说还要考虑考虑。"

华哥生气了，骂了句粗口，这个时候还"考虑"个头啊，家属之前都很积极的啊。胸外科医生说："现在门外有一堆家属，有人要做，有人不想做。"华哥这才知道，患者的娘家人来了，两个哥哥，一个妹妹，几个小孩子，患者丈夫也在。

华哥跟胸外科医生一起出去，试图跟家属再次沟通病情。胸外科医生把治疗的各种可能和预后再次跟家属讲了，并且强调，手术风险很高，只能是搏一搏。但如果不手术，估计是扛不过去的。

过程中，华哥摸准了情势：患者丈夫是同意手术的，不同意手术的是患者的哥哥，理由是前段时间他一个朋友也是这个病，没做手术，单纯靠吃药就好了，所以认为他妹妹也不用手术，手术说不定会导致病情恶化，出不了医院。

听了这话，胸外科医生登时有点生气了，直言："不同病人的情况是不能简单类比的，你妹妹现在这个情况，肯定比你那个朋友要严重得多。当然，我也不逼你手术，我只是告诉你这个方案而已，做不做你们自己决定，但最终都得签个字。"

华哥瞪着病人哥哥，问他："你觉得我们会害你妹妹吗？再拖，失去手术时机，说不定情况会更差，到时候想手术都做不了了。"

"你让我们再考虑一下。"患者两位哥哥终于有点松口了。

"你们赶紧决定，患者没有太多时间等待的。"华哥留下一句话后，就回病房了。

屋漏偏逢连夜雨：两个并发症同时出现

本以为事情已经是很糟糕了，没想到更糟糕的还在后头。

护士过来告诉华哥，刚刚发现患者的左手抬不起来了，左上肢肌力基本为零。

这个消息让华哥彻底崩溃了。对一个临床医生而言，最看不得的事情就是眼前的患者病情一天天恶化，那是每一个医生的噩梦，旁人很难体会。尤其是本来有机会挽救的患者，由于多方面因素耽误了治疗时机，真的会让医生抓狂。

患者虽然不是医生的亲人，但疾病永远是医生的敌人。

我们言归正传，人的肢体肌力有六个级别（0～5级），最高级是5级，是正常的，最差是0级，就是肢体完全不会动了。患者现在左上肢基本不会动了，这说明什么？

患者很有可能发生脑栓塞了。

患者中风了！

真的是越害怕什么，就越会发生什么。这句话说得一点没错。

这个可怜的患者，短时间内同时发生了感染性心内膜炎的两个并发症，一个是急性心衰，一个是脑栓塞。

患者左上肢不能动了，很有可能是赘生物脱落了一部分，脱落的部分随着血液流动，进入大脑动脉，堵住了某根血管，造成这片脑组织失去功能。大脑组织有些是控制肢体活动的，有些是负责语言的，缺哪一个都不行。

患者自己估计也意识到了问题，毕竟她现在是清醒的，一个清醒的病人，没办法活动自己的左手，那种感觉我们旁人没办法体会。

但想也知道，肯定不好受，也肯定会伴随着害怕、焦虑、痛苦。

要确诊患者是不是发生脑栓塞，必须做头颅磁共振成像（MRI）检查，但目前很显然没这个条件。因为患者需要呼吸机支持，而且血压偏低，需要升压药维持，去做 MRI 太冒险了，更何况呼吸机没办法进入 MRI 室。

华哥把这个情况告诉了家属。

几个家属都表示不能接受，尤其是两个哥哥，连珠炮似的问到底怎么回事，为什么会这样。只有患者丈夫这时候相对理智，问能不能手术，什么时候手术。

华哥说，患者这个脑栓塞，估计也是细菌赘生物引起的，没有特殊的治疗办法。为今之计就是继续使用强力抗生素，同时尽早手术，只有通过手术去除坏掉的瓣膜，更换新的瓣膜，才有可能避免赘生物继续脱落。如果不幸运，下一次可能会栓塞到肾脏、四肢、脾脏，等等。

几个家属终于同意了手术治疗，患者丈夫签的字。

这是个大手术。"我们必须再次强调，手术仅仅是一次机会，绝对不要以为做了手术，患者就能起死回生了，不是这样的。我们只是全力以赴，但绝对不能提供任何保证。"胸外科医生再次跟家属强调，同时跟家属解释了手术的费用问题，要他们去缴纳一部分押金。

华哥后来刷新了系统，家属的确充入了 3 万元押金。

这次手术，胸外科医生几乎都去了，几个技术好的上台，其他人围观。华哥搞好手头上的活后也去观摩了。

还好，手术比较成功。

手术医生把置换出来的坏了的瓣膜拿给家属看，告诉他们，这个就是本次疾病的罪魁祸首。

术后，患者再次送入 ICU 复苏。

也许是命运之神终于开始眷顾患者了。

第一个好现象就是，她的氧合指数大有好转，复查的动脉血气提示氧分压高到正常值了。这都归功于心脏恢复了正常的泵血功能，血液能够正常泵出去了，不堆积在肺循环，肺泡里面的液体减少，气体增多，肺泡进行气体交换就方便多了，缺氧问题也就迎刃而解了。

第二个好现象是，当天晚上，患者的血压逐步恢复了正常，升压药剂量也随之逐步下调了。这也印证了患者的休克是心源性休克，而不是感染性休克。之前有些医生考虑患者的休克说不定是感染严重导致的。现在看来，感染是很严重，但还不至于引起休克，休克完全是因为心脏功能不行了。只要更换了新的心脏瓣膜，患者立马好转。

什么叫作"满血复活"？

什么叫作"起死回生"？

估计这个就是了。

不过还没到彻底放心的时候。当下，大家都很担心患者的脑栓塞的问题。术后患者生命体征恢复稳定，也顺利脱开呼吸机，拔掉了气管插管，还做了头颅 MRI 检查，证实了脑栓塞的存在，而且是有两个部位的脑栓塞，还好，不是太严重。

下一步便是请神经内科会诊。神经内科医生认为，患者这个脑栓塞不需要溶栓治疗，因为栓子不是血栓，而是细菌赘生物，应该做的是继续进行强力抗生素治疗，抗生素只要杀掉细菌，栓子自然会消失，病情可能就会逐渐好转，说不定患者的肢体也能逐步恢复活动。

术后第二天，患者就不再发烧了。

第十天，患者的左上肢就能轻微活动了。

也许，未来十天，她的左上肢能完全康复，也许不能。

但无论如何，患者的这次急诊科生死历险结束了，命捡了回来。

被忽略的皮疹

患者病历

< 　　　　　　　　　　　　　　　　　>

👤	基本信息	男性，35 岁
📋	主诉	发热 5 天，摔倒
🩺	病史	尚未明确
🏥	会诊科室	ICU、皮肤科、感染科
📋	关键词	颅内感染 肝胆系统感染 登革热

怀疑颅内感染？患者脖子却活动自如

一天华哥值夜班，电话响了。

是急诊科，又是老马。说来也怪，每次华哥值夜班，几乎都赶上老马值夜班，所以老是跟他对上。

一对上，准没好事，老马经常要华哥收病人，而且都是病情很重的病人。

"什么情况？"华哥边写病历边问。

"35岁男子，发热5天，这几天情况不大好，今天早上患者上楼梯时突然摔倒，家属才急忙送到医院来。病情很重，可能需要送你们ICU，赶紧下来看看。"老马在电话那头很焦急。

"摔骨折了？骨折的话找骨科啊，如果是颅内骨折那找神经外科啊。"华哥飞快地敲打着字。

"不是，"老马说，"这个病人情况比较复杂，烧得有点糊涂了，而且查了血，感染指标很高，像是个重症感染，我担心有脓毒症[1]，还担心有休克，尿不是很多。"

老马是经验老到的急诊科医生了，他这句简短的病情介绍，让华哥提高了警惕。

发热的原因有很多，最常见的就是感染性疾病（比如细菌感染、

---

[1]脓毒症：是指由感染引起的全身炎症反应综合征。脓毒症的病情凶险，病死率高，可以由任何部位的感染引起，临床上常见于肺炎、腹膜炎、胆管炎、泌尿系统感染、蜂窝织炎、脑膜炎、脓肿等。

病毒感染、真菌感染、衣原体感染、支原体感染、立克次体[1] 感染等）。感染的部位又各不相同，有泌尿道感染、颅内感染、肺部感染等（比如新冠肺炎，就是肺部的病毒感染性疾病，会有发热症状）。除了感染性疾病，还有肿瘤、结缔组织病，以及很多别的疾病也经常导致发热。说难听点，很多病人直到死亡都无法查出发热的原因。

患者有发热，经过化验，反映感染的一些指标也升高了，最有可能的就是感染。老马看他尿量少了，十分担心他休克（这的确是病情很重的信号了）。正常情况下，人体各个器官的血流都是充足的，但一旦机体遇难（比如严重感染），机体为了保证大脑、心脏等部位的供血量，会牺牲掉一些看起来没那么重要的脏器和器官，比如肾脏、皮肤等，所以流经肾脏的血液就少了，尿量自然也会少，我们称之为"弃卒保车"。事实上，肾脏才不是"卒"呢，但没办法，跟大脑和心脏比起来，谁都是"卒"。

直觉告诉华哥，这个患者情况可能真的很严重。

"下来看看吧，赶紧的。"老马催华哥。如此着急的语气，让华哥更加相信这不是个小问题。

华哥挂了电话，匆匆去了急诊科。到了急诊科抢救室，看到病人躺在抢救床上，双眼紧闭，脸色苍白，心电监护显示心率很快，达到120 次 / 分，血压还好。

老马告诉华哥，病人最高体温近 40℃，是高热了。

---

[1] 立克次体（Rickettsia）：一类严格细胞内寄生的原核细胞型微生物。以节肢动物为传播媒介，可引起斑疹伤寒、斑点热等传染病。

39.1 ~ 41℃都算是高热，41℃以上就是超高热。虽说体温40℃意味着病情不简单，但并不是体温越高，病情就越重。有些病人体温很高，可能烧到40℃，但可能就是个普通小感冒；有些病人体温38℃，不算高热，但最终诊断却可能是艾滋病。所以不能以体温高低来衡量病情危重程度。

但40℃的体温，还是难免会让华哥浮想联翩，到底是什么原因导致这么高的体温呢？

体温越高，患者心率就会越快，同时也会丢失更多的水分，尿量会更少，这是个恶性循环。所以，不能对高热置之不理，必须给予恰当的降温、补液等治疗。老马告诉华哥，已经给病人补了一些液体了，还用了冰袋降温，但患者体温还是很高，用了些药物也降不下来。

站在一旁的病人老婆也插了一句，说："在家自己吃过退烧药，不管用，后来他说头晕，还摔了一跤，所以才来急诊。"病人老婆说的是粤语，听口音，应该是老广州人。她满脸关切，但看得出状态很疲乏，估计为这事没少折腾。

"病人是清醒的吗？"华哥问老马，同时走过去拍了拍他肩膀。患者老婆刚刚提到的"摔了一跤"引起了华哥的注意——到底是精神不好导致的摔跤，还是摔了跤才导致的精神不好？二者谁先谁后，大不一样。

如果是在烧得糊里糊涂的情况下摔跤，那就很好理解；但如果患者出现了脑部的问题，由此导致摔跤，那性质就完全不一样了。比如突然发生的脑出血或者脑梗死，也会导致摔跤。

"患者是清醒的，就是精神不大好。"老马说。

病人此时睁开眼睛，迷迷糊糊，没说话。华哥问他是不是不舒服，他缓缓点了点头；问他饿不饿，他摇了摇头。

通过这两个问题，华哥就知道他是清醒的了，能够准确给出回答，这说明患者的大脑功能是没有明显问题的。如果患者陷入昏迷，那情况就复杂多了，毕竟太多原因会导致昏迷，很难逐一排查。

老马拿出患者的检验报告，说血白细胞计数很高，拍了胸片，发现有点肺炎，可能是肺部感染了，不排除有其他的感染灶。说到这里，老马皱了皱眉："单纯用肺炎来解释他的病情，依据似乎不太充分，从胸片上看确实有肺炎，但不至于这么严重啊！而且患者的尿不多，今天一整天才 600mL 的尿液（正常人一般一天会有 1500 ～ 2000mL 尿液）。"老马望着华哥说。

华哥接过化验单，看了一眼，血里面白细胞计数的确是很高，将近 20×10^9/L［一般（4 ～ 10）$\times 10^9$/L 为正常范围］。

"血小板低吗？"华哥问老马。血小板低，往往意味着感染更严重，感染的患者伴随血小板计数降低是 ICU 医生司空见惯的事情。血常规是个很简单的检查，但是它能提供非常多的信息，包括我们现在说的白细胞计数、血小板计数，还有血红蛋白、红细胞计数等。患有严重感染性疾病的患者，因为血小板生成受到抑制或者破坏增多，通常它们的数量会降低。

"血小板计数低，只有正常值的 1/3。"老马说。

什么？

华哥大脑开始高速运转：病人有发热，感染指标高，血小板计数减少，应该是感染了，目前能找到的感染灶是肺部，但肺部炎症不是很厉害，应该还有其他感染灶，比如泌尿道、胆道、肠道、中枢神经系统，等等。

若考虑病人是感染，则必须找到确切的感染灶。通俗点讲，就是要知道患者到底是哪个部位发生感染。如果连感染部位都不清楚，就没办法开展正确的治疗，这是原则。

是肺部感染引起的系列症状吗？患者的确有肺部感染，但从胸片看肺部炎症并不厉害，似乎不能解释患者高热、尿少、血小板减少等这么严重的病情，肯定是有别的问题还没有发现。

华哥暗自思忖：必须尽可能弄清楚诊断，否则糊里糊涂地将患者收入 ICU 治疗，会被主任骂死的，因为可能会耽误患者治疗。即便一时半刻弄不清楚诊断，也应该有个大概的把握，大方向不能出错。

患者精神不大好，会不会存在颅内感染？

颅内感染就是发生在大脑里面的感染，比如脑炎、脑膜炎等，一个健康的大脑不应该有病原微生物，但如果细菌或者病毒等突破了血脑屏障，进入大脑，就可能造成感染，从而导致患者高热、精神不好，更突出的表现是呕吐、头痛，甚至昏迷等。

为什么颅内感染会有头痛、呕吐的症状呢？因为感染会招来炎症，让各种炎症介质、炎症细胞渗出到颅腔。炎症细胞是为了对付感染奔袭而来，但它们聚集在颅内的后果就是导致颅内压增高、脑膜受刺激。一旦颅内压增高，患者就会发生头痛、呕吐，而且是喷射性呕吐，这是大脑的保护机制。所以，要想了解病人有没有颅内感染，首先得了解病人有没有出现头痛、呕吐这些症状。

华哥问病人家属，病人近期有没有头痛和呕吐。家属回答"没有"。这大大降低了颅内感染的可能性。更关键的佐证是，老马在华哥赶到急诊科之前，已经给病人安排了颅脑 CT 扫描，病人的颅脑 CT 没有明显异常。

接下来只要再做一个简单的脑膜刺激征检查，就能基本确定患者是否有颅内感染了。

这会儿，病人躺在抢救床上，华哥过去轻轻抬起病人的头颈部，触到脖子是软的，活动度很好，没有脑膜刺激征，估计不是颅内感染。如果病人有颅内感染，那么脑膜会受到刺激，相应地会引起颈部强直，脖子是硬邦邦的，不可能轻易就被抬起。

他没有。所有的迹象都否定了颅内感染猜测。

那会是什么呢？

暂时仍无从得知。

其他过来会诊的医生也没提出具体的意见，都表示病情较重，建议去 ICU。

事实上，综合考虑这名患者的病情的确属于严重的，精神很差，又有晕倒，感染指标高，血小板低，尿少，这些是典型的病重患者的表现。

他随时可能休克，或者可能已经休克了。

很多人以为血压低了才会休克，并不是。当发现血压低的时候，患者往往已经处于休克晚期了。ICU 医生的能耐就是能够在患者休克早期发现征象，把问题揪出来，尽早干预。

"好吧，我跟家属说说情况。"华哥答应老马，将他收入 ICU。

肺部、泌尿道、颅内……几种最常见的感染灶均被排除

华哥跟患者老婆沟通了治疗和 ICU 的管理、收费、探视等问题，她都表示理解，同意上 ICU。

沟通完毕，她突然问了一句："医生，我爱人不会死吧？"

华哥被这个问题吓了一跳，患者妻子眼睛正一动不动地盯着他，等待他的回答。

华哥定了定神，说："现在还没到那个时候，起码得让我们治疗几天才敢说吧。很多家属都会问这个问题，我作为医生，能理解家属的焦虑。但医生仅仅是一个具有医学知识的普通人，并不能预判病人的生死，只能通过不断地掌握患者的病情变化，提出相应的治疗方案，并且不断地总结和改进。我们会对病情有个大概的判断，尤其是在类似情况经验丰富时，预测可能会相对准确，但绝对不能说完全打包票。

"所以给我们点时间，找出患者的正确病因，治疗几天看看再说。"

她点了点头，捂着胸口，尽量平缓自己紧张的情绪，说拜托你们了。

入了 ICU 后，患者的相关检查得到了进一步完善。ICU 主任也来看过了，大家讨论着病情，一致认为是感染性疾病，脓毒症，休克

早期。这里直接给了患者一个休克的诊断，目的是为了警醒所有人，这个病人情况真的严重，不能大意。

休克早期会尿少，但这时候的尿少是肾脏血流量减少导致的。如果能够及时有效纠正病情，让肾脏血流量恢复，尿量就会恢复正常。但如果病情控制不住，肾脏损伤会进一步加重，等到整个肾脏都坏掉了，出现肾衰竭，尿量可能就无法恢复了，到那时则必须接受透析治疗。

所以ICU医生们一直紧紧盯着患者的尿量，每一滴尿液都弥足珍贵。

当前明确了患者是感染、休克早期，问题是，从哪里来的感染呢？

哪来的感染，这个问题让所有人都打起了十二分精神。最常见的感染灶就是肺部、泌尿道、肝胆系统、颅内、血液，等等。主任说，我们尝试逐个分析分析。

肺部？不像。胸片上看是有肺炎，但那点肺炎绝对不可能击倒这么强壮的一个汉子。起初医生还怕胸片看得不清晰，特意做了胸部CT，但从胸部CT也只是看到一点肺炎，肺炎真的不严重。

泌尿道感染？也不像，泌尿道指的是肾脏、输尿管、膀胱等，通常来说，泌尿道有结石是最容易并发感染的，但患者腹部B超没有看到结石，就连尿常规也是正常的。如果有泌尿道感染，起码尿常规里面的白细胞计数该是升高的吧？而且泌尿道感染时，多数患者会有尿痛、尿频、尿急等表现，但问了患者老婆，说没有这些不舒服。病人自己也表示发病期间没有这些泌尿道刺激表现。所以，也不是泌尿道感染。

那么，会是肝胆系统感染吗？

人体肝脏会分泌出很多黄绿色的液体，这些液体会通过肝胆系统汇入胆囊，在胆囊里存储起来，我们把这些液体叫作"胆汁"。当我们进食时，胆汁就会分泌出来进入肠子，帮助我们消化。如果这个肝胆系统里面进入了细菌，细菌繁殖起来，会造成肝胆系统的感染，形成炎症。

胆道系统的感染也会导致发热、精神不好。但是几乎所有肝胆感染的患者都会有腹痛，有人痛得很轻微，有人痛不欲生，估计很多胆结石、胆囊炎、胆管炎的患者深有体会。

患者可能是胆道感染吗？很多胆囊炎、胆管炎的病人也会出现很严重的症状，甚至存在迅速毙命的可能。但他的表现也不像啊，肚子不痛，也没有黄疸，肝功能基本是正常的。只有一点可疑，B超提示肝脏稍微肿大。

难道是肝脏的问题？

不像。因为肝功能是好的，转氨酶、胆红素基本都是正常的。若有肝炎，这些指标肯定是升高的。综合种种分析，大家似乎都同意了排除肝胆系统感染这个可能性，实在是依据不足。

总之，不管从哪儿来的感染，只要是细菌感染，先用抗生素总是对的，而且 ICU 的抗生素一用就是"飞机大炮"型的猛药，比如亚胺培南 - 西司他丁钠、万古霉素等，这些都是很强的抗生素，作用是把感染强行压下去。但是，抗生素并不总是有效的。为什么？原因太多了，病原微生物千千万万，你根本不知道是哪个细菌或者病毒、真菌在作怪。即便怀疑肇事者是细菌，那会是哪个细菌呢？常见的细菌也有几百种，任何药物都不可能覆盖所有的细菌，总会有药物触不到的地方。

大家可能好奇，医生不是可以通过留标本培养找到细菌的吗，到时候再对症下药不就可以了吗？

一般情况下的确可以，但有时候，你根本搞不清楚培养出来的细菌到底是致病菌（肇事者），还是定植菌（旁观者），或者是污染菌（路人），还是需要医生综合所有信息，来做出大概的判断——看到底是不是致病菌，再根据情况来用药。

不管怎么说，当我们怀疑患者病因是感染时，必须把病原体抑制住或杀掉。若不把细菌、病毒之流及时按下去，等它反应过来会要了患者的命。

"我们的计划是一边治疗，一边观察，一边请其他科室会诊，说不定过些时间会有转机。"主任总结说。

可惜，留给 ICU 的时间不多了。

一通扫射后，"敌人"依旧身份不明

当天晚上，患者突然猛地坐了起来，哇的一声，吐了一大口血，血液溅在床边护士的身上，吓了她一跳，大声叫了起来。我们的护士都是小姑娘啊，突然间被血溅到，害怕是难免的。

这场面也吓了华哥一跳,因为患者的心率飙升到了 160 次 / 分,并且血压有下降趋势。

糟糕了!

患者呕血,大量呕血,说明上消化道出血了。上消化道指的是口腔、食管、胃、十二指肠、上段空肠这几个部分,肝胆管、胰管的出血也属于上消化道出血。上消化道短期内大量出血,血液堆积过多,就会呕出来。

很明显,患者发生了上消化道大出血。且不说出血原因为何,单从结果上看,出那么多血,完全可能造成患者失血性休克,迅速发生循环衰竭而死。

但他是幸运的,因为他在 ICU,ICU 的反应很迅速。华哥立即联系了血库配血,赶紧给患者补液扩容,同时给他用了些止血药。

应对血液不够、失血性休克,最有效的办法有两个:一个是赶紧补血、补液;另一个是立马找到原因,给予恰当的止血治疗。只有这样才是标本兼治的。

摆在医生们眼前的难题是,患者为什么会发生消化道大出血,是严重感染导致了应激性胃溃疡吗,还是有肝硬化食管静脉破裂出血?

应激性胃溃疡在临床上是相当常见的,尤其在 ICU 的病人里。应激性胃溃疡是指人体在遭遇重大创伤、严重感染或者其他很严重的疾病(比如脑出血)时,胃黏膜发生急剧溃疡而出血。

从这个角度来讲,人体真的是一个整体系统,这里出了问题,那边也会有影响。虽然应激性胃溃疡的形成机制很复杂,但多少跟前面提到的"弃卒保车"有点关联，胃黏膜算是"躺枪"了。

为什么会考虑肝硬化食管静脉破裂出血？

因为很多病人可能有肝硬化，而医生却没有察觉。如果患者真的有肝硬化，就可能同时发生门静脉高压，导致食管胃底静脉曲张，一旦这些血管破裂，就可能造成严重的胃食管出血，从而呕血。

但患者根本没有肝硬化，起码从 B 超上没看到，而且患者既往没有乙肝、丙肝病史，也没有长期大量饮酒史，不具备常见的肝硬化基础病因。

究竟是什么感染这么厉害？华哥开始有点紧张了。因为从收入ICU 到现在，大家都还不知道敌人是谁，虽然医生们已经架起了"机关枪"，但都只是在一通乱扫。

ICU 约了很多血制品，快速给患者输上，暂时稳住了血压、心率，同时迅速找来了内镜室的医生，紧急安排做床边胃镜检查。通过胃镜能看清楚是不是胃食管出了问题，顺便可以在胃镜下止血。

这个检查当然是有风险的，需要患者家属签字同意。华哥跟患者老婆解释时，她吓哭了。当然，家属是同意胃镜检查的，因为她知道医生们是在全力以赴救治病人。但华哥也跟她说了，目前还不知道到底是哪里的感染，现在患者又有消化道出血，搞不好真的会发生失血性休克，继而死亡。

其实，华哥并不是想夸大病情吓唬她，事实就是病情真的很重。在这种情况下，医生的心理活动往往是，如果不把最坏的结果提前告诉家属，万一真出了问题，解释就来不及了。

病情变化前说上一句，比病情变化后补充一万句都有意义。

拿到同意书，胃镜室医生便开始操作了。他仔细查看了许久，表示没看到食管胃底静脉曲张，不像肝硬化，只是有些胃黏膜糜烂，估计是这里出的血。

肝硬化的猜测排除。

那天晚上，ICU 医生暂时把患者的生命体征稳住了，血压也稍微稳定了，暂时过了一关。随后，又复查了患者的血常规，血小板计数降低到 20×10^9/L 了［一般正常范围为（100～300）$\times 10^9$/L］，推测患者消化道出血跟血小板数值低有关。

血小板的功能就是止血。比如你皮肤有个伤口出血了，这时候血小板就会迅速聚拢过来，堵住伤口，再加上其他的凝血物质的共同作用，促进伤口止血结痂。血小板减少了，止血功能自然就会变差。

人体的凝血功能是非常奇妙的，好比我们建筑工人砌墙一样，要想将墙体砌得牢固，水泥、沙子、砖头一样都少不了。血小板就类似沙子，红细胞就类似砖头，其他凝血物质则类似水泥。一旦没有沙子或者沙子很少，墙体就会不太牢固了。

接下来的两天，患者的病情没有明显好转，但也没有转差，仿佛陷入了僵局。

检查结果一一出来，推翻了所有的诊断假设。

第三天，华哥负责接待家属。

当轮到这个病人的家属探视时，华哥意外地发现，进来的不是病人老婆，而是一个老太太，拄着拐杖。他赶紧起身扶了一把。

"您是××病人的母亲吗？"华哥猜她是，所以先问了。

老人家操着一口地道的粤语，说："是啊，今日我来探视，我儿媳妇病了，来不了。"

别看她有80多岁了，但是说话中气很足，精神状态尚佳。

"你儿媳妇也病了？"华哥有点好奇地问她。

"是啊，昨晚发高烧，都说胡话了，我让孙子在家照顾她，所以今天我来探视。"老太太思路清晰，告诉了华哥。

老太太这句话，让华哥醍醐灌顶！

一个非常大胆的想法掠过他的大脑。

丈夫生病了，发烧。现在妻子也病倒了，也是发烧！这说明什么问题呢？很可能不是普通的感染，有没有可能是传染病？！

对，传染病！

现在发生了新冠肺炎疫情，大家可能开始重视传染病了，知道家里一旦有两个人发烧，就可能有大问题了。但如果不是在传染病暴发期间，其实很难从两人发烧直接联想到传染病。

"家里面还有谁生病啊？"华哥问。问出这句话时，他多么希望听到这样的回答："还有××生病发热。"如此一来，就基本可以断定传染病的假设了。

"没了，就他们夫妻俩，孩子都挺好，我也没什么。"老太太听华哥这么问，有点疑惑。

华哥略感失望，跟老太太简单介绍了病人情况，安慰了她几句，说病情稍有好转，但还是要继续观察，然后让她回家等消息。老太太毕竟只能来看看，在关键决定上做不了主，华哥便尽量不跟她描述事情的严重性，只说了"某些指标有好转"之类的好消息。

说着说着，华哥突然冲回病房，因为他又想到了一个小细节——今天早上，护士告诉他，护理时发现病人身上起了些皮疹。华哥当时并没有太在意，ICU病人出皮疹太常见了，多数都是皮肤局部问题而已，通常不影响治疗大局，加上自己对皮疹的诊断识别不够专业，所以当时没有深入分析，仅随手开了个皮肤科会诊申请，让皮肤科医生过来看。

现在回想起来，"这个皮疹就是上天给我开的一扇窗啊！就是上天给我的提示啊！"华哥暗自感叹。

发现皮疹！终于看到希望的转角

发热的患者，如果同时伴有皮疹，那是非常有诊断意义的。如果患者自身是清醒的，一般会发现自己身上起了皮疹，并及时告诉医生。这种情况下，医生一般都会把发热和皮疹联系起来看待；但如果患者身在ICU，意识不清或行动不便的时候，皮疹就没那么惹人注意了。

多亏了护士姑娘，细心地发现了患者的皮疹。

患者的躯干有类似麻疹样的皮疹，护士们给患者更换床单、擦身、翻身时经常会仔细观察患者身体的变化，所以通常是他们最先发现患者的病情变化。

在成功地把发热和皮疹联系起来之后，华哥立即去请皮肤科医生过来帮忙。

皮肤科丁医生见华哥冲了过来，问他干吗，这么慌张。

华哥问他："现在广州流行什么传染病？"

"广州这几天又闹流感，据说急诊科收了好几个。"丁医生望着华哥，像看怪物一样。

"还有呢？"华哥问。

丁医生想了想，说："再过几天，估计登革热就要来了。最近蚊子特别多！"

现在是4月天，还不是登革热的高发季节，往年一般是到了5月份登革热患者开始增多，但是4月份也是有的。华哥知道这点。

什么是登革热？登革热（dengue fever）是登革病毒经伊蚊传播的一种传染病。登革病毒感染后可导致隐性感染、登革热、登革出血热，登革出血热我国少见。典型的登革热临床表现为起病急骤，高热，头痛，肌肉、骨关节剧烈酸痛，部分患者出现皮疹、出血倾向，淋巴结肿大，白细胞计数减少，血小板减少等。这种病主要在热带和亚热带地区流行，我国广东、香港、澳门等地是登革热流行区。

由于这种病系由伊蚊传播，故流行有一定的季节性，一般在每年的5～11月份流行，高峰在7～9月份。临床多见轻型登革热，1～4天可痊愈。重型患者或因中枢性呼吸衰竭和出血性休克患者可能在24小时内死亡。

登革热的典型表现就包括发热、皮疹、血小板低、出血啊！华哥内心几乎要喊了起来，但是没喊出口，怕吓着同事们。

"5床可能是登革热！"华哥忍不住跟丁医生分享了自己的想法。当然，仅仅是可能而已，目前来说，似乎所有的症状都可以用登革热来解释。他有出血，病情重，估计是登革出血热。

其实登革热这个传染病本身的死亡率并不高，多数都可以治愈（或者说自愈），但登革出血热是一种较为严重的登革热，以高热、休克、出血、皮疹、血小板减少等为主要特征，病死率高。华哥几年前在呼吸内科值班，曾经一天接收了13个登革热患者，多数都是家庭聚集发病，写病历都写到手麻了，所以对登革热尤其有熟悉感。

这个病人，不是普通的登革热，应该是重型登革热。

华哥赶紧让护士抽了血化验登革热抗体。

下午结果就出来了。

没错！登革热抗体是阳性的！

折腾了这么久，真相终于大白。华哥赶紧请感染科医生会诊，感染科医生同意登革出血热的诊断，并给出了治疗建议。

只说"治疗建议"，是因为事实上，病毒感染疾病多数都是没有特效药的。我们对付细菌有很多抗生素，但是对抗病毒就没多少药物了。除了几种特殊的病毒，比如乙肝病毒、丙肝病毒、艾滋病毒等，会有部分抗病毒药物效果不错，尤其是丙肝，现在几乎可以治愈了。而其他普通的病毒还是很顽固的，比如现在的新冠病毒，依旧未发现特效抗病毒药物。

治疗登革热也是一样，还是以对症支持治疗为主。有出血就给输血、止血，并给予补液、维持水电解质平衡等，维持好患者的生命体征，等待机体免疫力自己战胜病毒，医生能做的其实就是这些。一言以蔽之，虽然没有特效药，但不代表要任其发展，而是要积极地为机体创造恢复的条件，等待机体恢复。

但最起码，华哥没有那么担忧了——当敌人光溜溜地站在我们面前时，我们就没那么害怕了。

当然，为了保护其他患者，ICU给这个登革热患者安排了独立的小房间。但其实ICU里面原本也没有蚊子，不大可能会传染其他病人。登革热不是血液接触传播，所以也无须害怕。

患者在ICU治疗了一个星期，病情好转后转入了普通病房。转出的时候，患者老婆过来看他，并告诉华哥自己发热了两天，出了点皮疹，其他还行，所以没去看医生，现在已经没什么不适了。（华哥之前曾经电话告知她可能也感染了登革病毒，让她去看医生。）

夫妻俩都得了登革热，但是病情发展却十分不同。丈夫是严重的病例，妻子是轻微的，因为丈夫先发病，所以应该是丈夫传染给了妻子。为了保护其他家庭成员，华哥跟夫妻俩强调，要让家人做好防护，包括睡觉时一定要用蚊帐，家里面一定要积极灭蚊防蚊，及时清理积水的阴暗角落，杜绝蚊子繁殖等。

希望这家人一切平安。住在南方沿海地区的朋友们，记得在登革热流行期间，做好防蚊灭蚊工作！

抗凝药是把双刃剑

患者病历

< >

基本信息	女性，62 岁	

主诉	剧烈腹痛、恶心	

病史	高血压，房颤	

会诊科室	ICU、外科	

关键词	墨菲征	
	急性胰腺炎	
	房颤	

中老年人出现腹痛，一定要关注心电图

三更半夜，一个 62 岁的女性患者被紧急送来急诊科。

患者症状是剧烈腹痛，有恶心，没有呕吐，腹痛主要是右上腹痛为主。急诊科的过往经验提示，腹痛患者不容易轻视。老马医生今晚值班，见到这样的患者，立即打起了十二分精神。

几个护士急忙把患者推入抢救室，老马心想：先上心电监护，把主要的指标了然于胸再说。还好，患者虽然腹痛剧烈，但血压没有低，反而是偏高的，160/80mmHg，心率 110 次 / 分，血氧饱和度 100%。患者没有休克，还有时间。

老马问家属："患者既往有没有得过胆囊结石、胆囊炎、肾结石等等疾病，有没有做过腹部的手术，有没有什么药物过敏？"

几个家属支支吾吾，答不上来，最后，病人的儿子说："平时都是我爸照顾我妈，我们都在外头，不是太清楚。"

听到这样的回答，老马自然不开心。连自己老妈的病情都不了解，算什么亲儿子？老马没好气地追问了细节，才知道家属中有两人是患者儿女，另外两人是患者的儿媳妇和女婿，他们都在加拿大定居，这次是因为父亲去世才回来办理丧事。办完丧事没几天，母亲的身体也出现问题了，说今天白天就肚子不舒服，一直忍着，到了晚上，实在忍不住了，才来的急诊。

"关键是，平时都是父亲照顾母亲，拿药什么的都是父亲操办，我们几个很少过问。"老马心里嘀咕：估计不是很少过问，而是从未过问，否则怎么可能连自己至亲有什么病都不知道呢？

"我们知道一点，我知道我妈妈有高血压的，平时都会吃一袋子的药，但具体是什么药我也说不上来。"患者的儿子有些愧疚地说。

询问无果，老马决定先去查看病人。

患者目前生命体征还算稳定，但是腹痛剧烈，而且腰背部也有疼痛。经过简单的腹部检查，发现患者右上腹确实更加疼痛，而且压痛明显，墨菲征可疑阳性。

所谓的墨菲征，又称胆囊触痛征，是一种胆囊触痛检查法，适用于胆囊急性炎症诊断。

具体操作过程是用左手大拇指摁压胆囊位置，让患者深吸气。当患者深吸气的时候，胆囊会浮上来，这时候，医生的左手大拇指更容易触摸到胆囊。如果胆囊有炎症，就会引起胆囊疼痛，患者会痛得马上不敢吸气，这就是墨菲征。

患者腹痛了好几个小时，有恶心，无呕吐，没有发热，没有尿频、尿急、尿痛等表现，结合查体发现，一定要考虑急性胆囊炎的可能。

"此外，还要考虑别的什么原因？"老马问身边的规培医生。

规培医生不假思索，脱口而出："腹痛的病人还要考虑很多别的外科急腹症，比如有没有胃肠穿孔、肠梗阻、急性胰腺炎、急性阑尾炎，等等。"

"你觉得像那些疾病吗？"老马眯着眼睛问规培医生。

"嗯……"规培医生犹豫了一下，说，"目前证据不充分，肠穿孔患者一般会有急性腹膜炎表现，整个肚子被炎症波及，腹部会比较硬，而且压痛、反跳痛、板状腹会比较明显，但这个患者没有，而且既往也没有明确的消化性溃疡病史，所以不大支持，做个腹部 X 光就能立马揭晓了。"

老马对这个回答比较满意，又让他分析了其他几个病因的可能性。规培医生基本功还算扎实，说得有板有眼。

综合下来，患者目前考虑急性胆囊炎的可能性最高。

既然如此，腹部 B 超是必须要做的。因为腹部 B 超不仅能同时看到有没有胆囊结石、胆囊炎，还能看到有没有肠梗阻、急性阑尾炎、胰腺炎等情况，虽然未必看得多清楚，但是能提供一定的参考信息，而且腹部 B 超室就在楼上，马上就能做。

"除了腹部 B 超，胸片、腹部平片按照常规也是要做的。"老马告诉规培医生。

"如果真的有肠穿孔，那么气体会进入腹腔。又因为气体通常是会向上走的，所以会积聚在腹腔的最顶端，这时候我们做腹部 X 光就能看到这部分气体。如果能看到这部分在膈肌下、腹部最顶端的气体，那么胃肠穿孔就确定无疑了。若果真如此，那就必须得剖开肚子修补穿孔了。"

规培医生点头，认可马老师的说法。

"说说看，我们还漏了哪项最重要的检查？"老马望了一眼患者心电监护，情况还算稳定，心中略感宽慰，继续问规培医生。

"抽血项目，还有很多抽血项目呢，血常规、肝肾功能、电解质等都要查。"规培医生知道马老师意在考自己，所以很努力地作答。

老马歪了一下脖子，对这个回答不是太满意，但也不能说答错了，只好补充道："我们一定不要忘了心电图的检查。"

规培医生恍然大悟。

"是的，患者刚刚做过了心电图检查，但那是1小时前了，我们现在必须要重新拉一份心电图。我们反复讲了，凡是牙齿以下、生殖器以上部位的疼痛，尤其中老年患者，必须要警惕心肌梗死的可能，必须要依照常规做心电图，而且做一次还是不行的，要经常做，动态观察。你可能做了99次都没问题，但只要有一次有问题被漏掉了，就会出大问题。"

老马着重强调了最后一句。规培医生似懂非懂地点了点头。

还好，再次复查的心电图是正常的。

"赶紧送病人去做检查。"

目睹了医生的一系列操作，患者儿子这时候插了一嘴："我妈痛得这么厉害，要不要先用点止痛药啊？太辛苦了。"

老马回过头，对他说："诊断还未清楚，不能随便用镇痛药，万一药效掩盖了病情，我们负责不起，所以，让病人先忍一下吧。"

B超、X光结果很快就出来了，没有胆囊结石，胆囊壁稍微有点增厚，但看起来也不像是急性胆囊炎、胆管炎这种病的表现。

换句话说，患者似乎不像是急性胆囊炎。

这有些出乎老马意料，但又在老马的意料之中。患者得的既然不是胆囊炎、胆管炎，那会是什么原因导致剧烈腹痛呢？老马继续看报告，腹平片也没看到肠穿孔、肠梗阻，阑尾炎也不是很像，但是，从腹部B超看，胰腺体积似乎增大了一些，以胰腺头部为主，轮廓不清晰，其余没看到啥异常。

老马面不改色地说："难道会是急性胰腺炎？"

规培医生说："急性胰腺炎一般是左侧腰腹部疼痛啊，而且一般会有暴饮暴食病史，咱们中国人多数还会有胆囊、胆管结石病史，结石卡住胰管才会导致胰腺炎，但这个患者没有这些问题，怎么会有胰腺炎呢？"规培医生纳闷地望着老马。

这也是老马所疑虑的。

"等抽血结果吧，看看血淀粉酶的化验结果，如果淀粉酶明显增高，再考虑胰腺炎不迟。现在我们先给患者补点液体，稳住生命体征，用些解痉药也是可以的。"老马示意。

患者腹部疼痛明显，既已排除了急性胆囊炎，老马目前考虑是腹部脏器痉挛（具体哪个脏器不好说）导致，所以用些解除痉挛的药物，比如山莨菪碱，可以止痛。

医生对病因的推测速度，时常赶不上病情的发展速度

就在这时，老马留意到患者的心电监护，心率接近 120 次 / 分，看起来节律不是很整齐。老马心头一紧，又回顾了一下患者刚刚做的心电图。

果然，患者心律真的不太整齐。仔细一看，是个房颤。

老马嘀咕了一句："哟，原来患者还有房颤，被我们漏掉了。"规培

医生听到后，也凑过来看心电图。的确，是有房颤。但因为患者心率比较快，心律不齐乍看上去不是太明显，不过仔细看还是能分辨出的。而且刚刚他俩只顾着看有没有心梗了，所以就忽略了心律失常这个可能。

为了证实这点，老马用听诊器仔仔细细听了患者心音，的确是房颤的表现。患者到目前为止，还是腹痛明显，皱着眉头，任由老马检查，时不时哼唧一声："医生给我用点止痛药呗。"

老马问她："你是不是有房颤啊？多久了啊？"

病人神志还是清楚的，说是老房颤了，好几年了，说完后又捂住肚子。

"平时有吃华法林吗？"老马提高音量，大声问她。因为这个问题太重要了。

"有吃，断断续续，也不是总吃。"病人回答。大概是疼痛厉害，她干脆闭上了眼睛。

华法林是一种非常经典的抗凝药，有慢性房颤的患者是必须要吃的，因为吃华法林的目的就是为了预防血栓形成。抗凝药嘛，自然能够预防血栓形成，这是慢性房颤最重要的治疗项目。因为一旦血栓形成并且脱落，是会引起大问题的。比如引起类似今晚的这种剧烈腹痛，还可能引起中风。

老马又出去问家属，患者以前是不是有房颤。几个家属还是支支吾吾，说不出来。大儿子说，只知道老妈平时总要吃一包药，就跟吃饭一样，各种降压药、降血脂药，但有没有房颤就不知道了，他们也不懂什么是房颤。

问了也是白问，老马没好气，但不问又不行。

老马说："如果病人既往有过房颤，那么今天肚子痛，就一定要考虑有没有栓子脱落造成肠系膜动脉栓塞的可能。"

几个家属听得一头雾水，面面相觑。

老马解释说："房颤的患者，心脏跳动是非常紊乱的，局部血流不够顺畅，那么心脏里面就很容易形成血栓了。一旦血栓形成并且附着在心脏上，某一时刻这个血栓就可能掉下来，随着血液流动，有可能会流入肠子的动脉，拴住动脉后，肠子就会缺血缺氧，就会出现腹痛，严重的还会出血、休克、死亡。"老马着意强调了后面几个字，意在让家属知道这个疾病的可怕性。

经过老马这么一解释，家属才算有点了解了，纷纷表示担忧："那怎么办呢？"

"如果真的是房颤导致的肠系膜动脉栓塞，那么必须进行溶栓治疗，把药物打入患者血管，溶解掉这个血栓，才可能恢复肠子的血供，缓解疼痛。"老马继续解释。

"但溶栓风险是很高的，搞不好导致脑出血就会丧命。"老马把最大的风险也说了。几个家属一时间拿不定主意，不知道到底该不该溶栓。

"现在也不是谈治疗的时候，诊断还没清楚呢，"老马说，"我们建议马上给患者做个腹部 CT，同时做 CT 血管造影（CTA），就是把造影剂打进血管，它能清晰显示到底有没有血管栓塞。"

"什么检查都做。"大儿子表态。

这是今晚他们做得最正确的一次决定，也是最有用的一次表态。

老马内心嘀咕了一句：之前都是一问三不知，好在配合治疗。

本来急性腹痛最常见的原因就是外科急腹症，但经过初步检查，没发现确切的问题。急性胰腺炎也是要考虑的，但腹部B超看得不是很清楚。做个腹部CT，能看得更具体一些，是不是胰腺炎，到时候也一目了然了。

所以这个腹部CT是非常有必要做的。

老马也把胰腺炎的考虑告诉家属了，并且再次强调，诊断还未清楚，需要完善这些检查。

家属签了字，同意CT检查。

这时候，患者执意要起床小便，说躺着尿不出来。老马好说歹说也拉不住她，非得坐起来，要用尿盆。

就在她准备起身的时候，突然啊的一声，痛苦地大叫起来，同时用手紧紧抓住自己的左侧大腿。这一声喊叫，也吓了老马一跳。

患者指着自己的左大腿，说痛，很痛，腿很痛。

老马下意识地又瞟了一眼心电监护，还好，血压、心率等还跟之前差不多，随后目光才移至患者左下肢，撩起裤腿，仔细检查了，没发现任何红肿，皮肤也没有出血，也没有骨折表现。

为什么患者会说左下肢疼痛呢？

老马这时候想到了一个可怕的结果。

万一患者的情况真的是由于房颤栓子脱落导致了肠系膜动脉栓塞，那么其他栓子也一样可以栓塞到下肢动脉啊，如果左下肢大动脉被栓子堵住了，那么这条腿缺血缺氧，也是会引起剧烈疼痛的。一想到这里，老马不禁冷汗直流，这太吓人了。

老马摸了患者左下肢的足背动脉。如果真的是左下肢动脉被堵住了，那么足背动脉的搏动应该是触摸不到或者微弱才对。

老马认真地对比了两侧足背动脉。果然，左边足背动脉搏动的确是比右边更微弱一些。现在老马更加怀疑是房颤栓子脱落造成的后果了。这个腹部 CT 必须马上做。

一刻也不能耽误了。

万一心脏真的有血栓，而这个血栓还在继续脱落，搞不好下一步就会掉入大脑动脉，那就糟糕了——那就是脑栓塞（中风）了！患者一旦直接出现肢体瘫痪甚至猝死，那就真的棘手了。

一想到这里，任是经验丰富的老马，也忍不住打了寒战。

规培医生这时候提出了另外一种可能性，他说他以前实习的时候，见过一个主动脉夹层的病人，出现剧烈的腹痛、腰痛、下肢疼痛……这个患者该不会也是类似的疾病吧。

"嗯，你说得对。如果患者真的有主动脉夹层，并且这个夹层从胸口一直撕裂到髂动脉，那是有可能导致下肢急剧缺血而发生严重肢体疼痛的，腹主动脉缺血也是有剧烈腹痛的，都是有可能的。"老马对这个规培医生赞赏有加，这种可能性的确存在。还好，我们马上要做的 CTA，不管是胰腺炎，还是肠系膜、下肢动脉栓塞，或者是主动脉夹层，都可以看得出来。

患者下肢疼痛，如果是什么坐骨神经痛，或者其他各种类型的神经痛，那就不着急了，不会危及性命。但如果病因是上述几种疾病，患者分分钟可能丧命。论权衡利弊，抓主要矛盾，急诊科医生还是有本事的。

几个人推着患者去了 CT 室。

结果马上出来了。

患者没有主动脉夹层，也没有肠系膜动脉栓塞。不是这两个最为要命的疾病，患者不需要溶栓。这让老马有些失望，毕竟判断错误，同时又很庆幸，因为排除了这两种恐怖的疾病。

"胰腺炎呢，像吗？"规培医生问老马，他现在更加糊涂了。

老马刚刚跟影像科同事交换了意见，认为胰腺炎的可能性是有的。因为据 CT 所见，患者胰腺密度增高、体积增大，胰腺周围边界不清晰，与周围组织界限模糊。另外，腹腔少量积液，其他就没有什么发现了。

虽然患者病史不支持胰腺炎推断，但是症状和 CT 结果都倾向于急性胰腺炎。

而这时候，患者的抽血结果也出来了。老马和规培医生此时最关心的指标是血淀粉酶，如果血淀粉酶升高，那就更加确定是胰腺炎了。因为淀粉酶是胰腺分泌的一种蛋白质，如果胰腺有炎症，胰腺组织有破坏，那么这个淀粉酶就会分泌到血液中，被我们检测到，所以，血淀粉酶升高往往提示急性胰腺炎的可能。

可惜，血淀粉酶是正常的，甚至是偏低的。

"这样就可以排除胰腺炎了吗？"规培医生问老马。

"不能，"老马缓缓摇头，说，"如果是很严重的胰腺炎，比如急性出血性坏死性胰腺炎，由于胰腺组织破坏严重，这些酶都没办法分泌了，这时候我们化验血淀粉酶不但不会升高，还会降低。"

所以，还是有可能是急性胰腺炎的，老马猜测。

如果真的是胰腺炎，还会是个重症胰腺炎。

此外，患者血红蛋白含量是 90g/L，有点贫血，不排除是长期高血压导致的高血压肾病、肾性贫血。

长期高血压会损害肾脏，而肾脏本身会分泌促红细胞生成素，如果肾脏损伤了，这个激素分泌得少了，那么红细胞生成就少了，患者就贫血了。这是很常见的一个贫血的原因，尤其是本身有高血压的患者，更是如此。

这时，患者的疼痛似乎缓解了一些。"可能是山莨菪碱起效了。"老马说。

但随之而来的是，患者的血压有下降趋势了。刚刚复测了一次血压，仅有 98/50mmHg，心率也快至 120 次 / 分。

这都不是什么好事情。急性出血性坏死性胰腺炎是危重症，患者有发生休克的可能，说不定患者现在已经有休克症状了。

"找 ICU 过来看看吗，老师？"规培医生咨询老马的意见。如果真是重症胰腺炎，需要强力的支持治疗，甚至可能需要手术治疗。此时去 ICU 密切监护治疗是正确的选择。

"上，上 ICU。这样的病人放在急诊当然不合适。"老马说。

老马找来 ICU 医生，还是我们熟悉的华哥。

有老马在的地方，就有华哥，否则就不叫患难见真情了。

这样的危重症患者，怀疑重症胰腺炎，血压又偏低了，ICU 是适合她的。华哥收到老马的召唤，急匆匆赶到了急诊科。华哥跟老马两个人商量了一下，患者剧烈腹痛，看来胰腺损伤不轻，CT 也提供了证据。淀粉酶不高，这会儿也只能用重症胰腺炎来解释。其他一些相关指标，也都指向胰腺炎。他们又看了看患者的凝血指标，凝血指标偏高，估计是吃了华法林引起的，但目前没看到皮肤黏膜出血迹象，估计不严重。

华法林就是双刃剑，一方面能稀释血液，抗凝，预防血栓形成；另一方面，稀释后的血液一旦出血也不容易凝血了，所以必须要监测凝血指标。华法林不能多吃，也不能少吃，而这个患者，断断续续吃，没规律，没怎么查过凝血指标，这都是不对的。

但现在不是责怪患者的时候，也幸亏还没有造成不可逆影响。

华哥跟家属简单介绍了 ICU 的情况，家属商量了一会儿，决定来 ICU 继续治疗。

大儿子说，只要有帮助的，都做。

上了 ICU 后，老马就轻松了，华哥却头大了。

因为患者刚上 ICU，人就昏迷了。

家属嚷起来了，说：怎么回事？为什么会昏迷呢？

华哥耐心地解释道："重症胰腺炎会有各种并发症，心脏、大脑、肾脏、肺脏等器官都会受到炎症波及，都可能出现功能障碍。现在患者昏迷了，可能是病情太重出现了脑功能障碍，也可能是血压低后大脑因缺血、缺氧而昏迷，毕竟患者现在血压只有 80/40mmHg 了。"

有些人对血压很敏感，尤其是本来就有高血压的患者，平时血压都是很高的，忽然降到了 80/40mmHg，这样的血压对她来说太低了，就会因脑缺血而昏迷。

华哥迅速进行了抗休克处理，不管是什么原因导致的休克，紧急抗休克的处理方式都是正确的。处理方法无外乎马上补充液体、补充血容量，同时用些升高血压的药物，比如去甲肾上腺素。去甲肾上腺素能够强烈收缩外周血管，从而提升血压。

同时针对胰腺炎进行处理。

多数胰腺炎都是可以保守治疗，无须手术的。除非病情发展到一定程度，胰腺坏死明显，保守治疗效果不好，或者合并其他脏器损伤，才考虑手术治疗，手术治疗的目的是清除坏死的胰腺组织，同时处理其他问题。

但是，重症胰腺炎一旦到需要外科手术治疗的地步，往往提示病情很重了，病死率相当高。

当下，手术并非优先考虑的方案。经过 1 小时的处理，患者病情仍没有显著好转。血压还是很低，升压药剂量较大，而且昏迷后呼吸状况也不好了。华哥跟家属沟通，说要上呼吸机了，先气管插管，再接呼吸机，保证氧气供给，才有机会逆转。

上呼吸机这个决定对家属来说是艰难的，但是没的选择了。

开弓没有回头箭。

"插吧。"家属签字了。

患者休克难以逆转，华哥自己也很纠结。造成休克的原因有很多种，但是最常见的就是严重的感染、心脏衰竭，还有就是大量失血。患者目前被认为有重症胰腺炎，本身重症胰腺炎就会导致休克。但能不能排除其他原因引起的休克呢？

诊断一个疾病，如何才能做到万无一失呢？只有明确一个诊断，并且能同时排除其他可能性，这样才是最稳妥的。

很显然，目前这个患者病情进展太快，很多推测都太草率了。

华哥心里七上八下。

这时候，复查的抽血结果出来了，患者入住 ICU 按照常规都要复查一套血的。华哥是按常规去做的，但这个常规操作，救了华哥一命。

不遵医嘱服药，后果很严重

患者血常规提示，血红蛋白仅有 60g/L 了。

这是个重大发现啊！

刚刚在急诊科都还有 90g/L，短时间内血红蛋白降低了 30g/L。这肯定是有问题的！华哥内心惊呼。即便是补液稀释了，也不可能稀释这么多。

难怪患者血压会低下去，难怪患者会迅速转入昏迷，难怪患者休克难以纠正……很可能患者体内正在出血，血细胞、血红蛋白在丢失，这是失血性休克，不是感染性休克！

可是，哪里来的出血呢？华哥重新上下评估了一遍患者，都没看到明显的出血表现，但是患者背后似乎有点瘀斑，不多。这点瘀斑不至于丢失这么多血啊。

刚刚的腹部 CT 也没有看到明显的腹腔内出血。虽有少许腹腔积液，但是量不多。

患者胃肠道有出血吗？如果有的话，应该会有呕血、便血的症状，但患者都没有。

到底是哪里丢失了这部分血液？

华哥请了外科医生过来，大家一起琢磨。外科医生建议去复查个腹部 CT，这次看清楚一些。

华哥看了看患者情况，让护士去血库拿血，先赶紧输血补液再说。

要不要做 CT 呢？患者现在血压不稳定，做 CT 风险太高了。

"要不要直接剖腹探查？"华哥提出建议。

外科医生犹豫了一下，说患者这时候开腹，风险也很高。但这个胰腺炎诊断也不是十分清楚，再说血红蛋白在掉，应该是哪里出血了，最可能就是腹腔里面，别的地方藏不住血。可一般的腹腔出血，肚子应该是鼓起来的，但她没有。

所以到底是不是腹腔出血，不好说。外科医生再三权衡。

毕竟开腹不是闹着玩的。

最终还是决定，再去做个 CT，复查。

此时天已经亮了。

虽然一群人折腾了一通宵，但一切都是值得的。因为复查的 CT 终于有了新的发现。患者腹膜后间隙有好几个肿块，估计是血肿。

什么是腹膜后间隙？简单地理解，就是指腹部的最深处、最后面，这里出血一般不会进入腹腔，所以不会有腹部膨胀的表现。而胰腺，看起来还是跟之前差不多。

科主任也来了，大家一琢磨，还是得请外科医生过来。看样子，患者这个腹膜后出血还没有止住，因为复查血红蛋白没有明显上升。这不应该啊，输了那么多红细胞，按理来说，血红蛋白含量应该是蹭蹭往上涨的，但实际上没有。种种迹象只有一个解释——患者体内还在持续出血。

患者长期吃华法林，虽然不规律，但很可能就是这个华法林导致的出血。一开始出血不多，但是刺激了腹部和左下肢神经，引起剧烈的腹痛和左下肢疼痛，而第一次 CT 没有看出来。后来，出血增加了，所以患者血压掉了，复查血红蛋白含量也下降了。

"立即开腹止血吧。"外科医生当机立断。

外科医生和华哥一起去跟家属沟通了情况，家属早已经魂不守舍，他们压根没想到会是这么严重的问题。沟通顺畅，儿女都表示同意手术。

一切准备妥当，外科医生开腹进去，先检查了胰腺——胰腺一点渗出都没有，但是腹膜后自胰头至肠系膜根部可见大面积血肿，CT 所见到的，其实应该是这些血肿的表现，而不是真的有急性出血性坏死性胰腺炎。

这回总算是明朗了。

外科医生顺利打开后腹膜，执行血肿清除术，结扎活动性出血点，用生理盐水反复冲洗确认不再出血了，才关腹出来。术中还继续输了 4u 红细胞、1000mL 血浆，还有其他液体。

术后，患者顺利恢复，没再继续出血了，血红蛋白也稳定下来了，腹痛也显著缓解了，左下肢也没有疼痛感了。华哥向患者仔细询问，得知她 2 天前干活时扭伤了腰部，说不定当时就已经有出血了，但不严重，后来才逐步加重。

这个病例给我们最大的启发，就是服用华法林的时候一定要严格遵循医嘱，控制剂量。华法林虽然能抗凝，但如果服用剂量把握不好，用过量了，或者受到日常生活中饮食因素的影响效果增强了，就会导致出血。这次患者是腹膜后出血，所幸及时发现并处理了。下一次，如果是脑出血，就没那么幸运了。

其实时过境迁，现在来看，这样的病例还是很少见的，要求急诊科医生在极短时间内准确做出判断，难度非常高。但无论如何，追求尽早明确诊断，始终是任何一名医生终其一生都在学习的功课。

一切都结束了，虽然过程让人战战兢兢。

检验也不能保证 100% 准确

患者病历

基本信息	男性，46 岁
主诉	发热 3 日，咳嗽，胸闷
病史	尚未明确
会诊科室	呼吸内科、胃肠外科、ICU、心内科、感染科、血液内科
关键词	心肌酶、肺炎 恙虫病、钩体病 血小板

一份急诊科检验报告：不算太差，也不算正常

46岁男性患者，高烧3天。自己在家买了点退烧药，效果不太好，还是发热，最高体温达到39.5℃，再加上有些咳嗽、胸闷、肌肉酸痛症状，这种情况下即便他自己不想来医院，他老婆也要扛他过来了。

"哪有人烧到快40℃了还在家顶着的呢？"老婆数落他。

如果是在2020年上半年遇到这样的情况，大家恐怕就要胆战心惊了，因为要警惕新冠肺炎，还好这是之前的病例，这里特意跟大家说一声，以免误会。

这名患者发高烧的同时还有畏寒症状，大热天的穿两件长袖都全身打战。没办法，只好直奔医院急诊科。

急诊科老马医生初步询问了病人的情况后，先是用听诊器听了双肺，发现左下肺有些湿啰音，再结合患者有发热、咳嗽、胸闷等情况，考虑肺炎应该是没跑的了。患者肺部有湿啰音，说明气管里面有些液体。为什么气管里会有液体？因为有炎症，炎症会有水分渗出。所以考虑是肺炎。

当然，是不是肺炎，做个胸片就一目了然了。

做胸片前，老马还是习惯性地给患者做了心电图，还好，心电图没有看到典型的心梗、严重心律失常等表现，只有心率偏快一些，110次/分，这是跟患者发烧有关的。一般来说，体温每升高1℃，心率就会相应增加约15次/分。

"患者眉头紧皱，精神不大好，看来必须住院治疗了。"老马说。

不管是肺炎还是其他疾病，看患者现在表现出来的状态，回家休息是不合适的。

患者有些不情愿，他想的是拿些药回去吃就好了，实在不行就在急诊科打点滴，打完点滴后就回家，需要再打的时候再来，于是开始跟老马讨价还价。

老马板起脸，说："必须得住院，我的任务就是收你住院。至于你要不要请假回家，那得让住院部的医生给你评判。"

患者老婆通情达理，白了患者一眼，说："既然来了医院，就听医生的。你看你都烧成这样子了，回家我可照顾不了你。"

"还要抽几管血检查，结果出来后，我就安排你住院。"老马边开单子边说。眼前这个病人虽然精神状态不大好，但生命体征还是稳定的，血压是好的，一切还在掌控之中。

胸片很快就做完了，不出所料，患者左肺有些轻微炎症。不严重，但是有。这点炎症也可以合理解释患者的发热、畏寒、咳嗽症状了。

"医生，我全身都没什么力气，手脚都酸痛。"患者愁眉苦脸地跟老马说。

"普通感冒可能会这样，肺炎也可能会这样，现在胸片提示你有肺炎了，所以你肯定不是普通的感冒，住院是必需的。"老马头也不抬地说。

正说着，抽血结果回来了，血常规可见白细胞计数稍微高了一点，血小板低了一点，98×10^9/L［正常范围是（$100 \sim 300$）$\times 10^9$/L］，肝功能提示转氨酶偏高一些，ALT[1] 为 60U/L，心肌酶、肌钙蛋白也稍微高了一点，其他没什么异常。

这样的检验结果不能说太差，也不是完全正常，得观察，必要时复查。老马告诉病人，肺炎肯定是有的，至于是细菌引起的还是病毒引起的，得再进一步观察。另外，也要警惕心脏问题。

提肺炎时还好，一说到心脏，把患者和家属吓到了。

"心脏有问题？"他们很惊讶。

老马停下手中的笔，解释说："我是说有可能，不是说一定。你这个心肌酶高了一点，可能是心脏细胞有炎症，比如心肌炎，也可能是手脚的肌肉细胞有炎症，或者是肝脏有炎症，暂时不好说，得入院观察，说不定啥事也没有。"

正常人的心脏肌肉细胞、四肢骨骼肌细胞、肝脏细胞等都会有很多蛋白质，部分蛋白质我们称之为酶，酶有很多种，比如转氨酶、心肌酶。这些酶含量升高之后，我们要考虑是细胞（肝细胞、心肌细胞、骨骼肌细胞等）有炎症，细胞破坏后这些酶就会漏出来，血检时就会升高。

老马手头上还有很多病人，于是他赶紧联系了呼吸内科，把眼前这个"肺炎患者"收入了呼吸内科进一步治疗。

至此，急诊科的任务似乎已经完成，老马却隐隐觉得患者得的不一

---

[1] ALT（alanine aminotransferase，谷丙转氨酶），又称丙氨酸转氨酶，是存在于肝、胃等细胞内的一种酶，各种原因引起的细胞损害均可导致其在血液中的含量增高，因此它是诊断病毒性肝炎、中毒性肝炎的重要指标。谷丙转氨酶的正常值通常是 0~40 U /L。

定是普通的肺炎，或者说不单单是肺炎。但急诊科的任务就是识别出危重症患者，尽早干预。至于患者最终诊断是什么，这不是急诊科的强项。

好比两类不同的猎人，专科医生一般都是先瞄准，再开枪；而急诊科医生则是不管三七二十一，先往有鸟叫声的那个方向开一枪，再来瞄准。二者各有利弊。毕竟从急诊科医生角度看，争取时间才是最重要的，很多时候，患者短时间内没办法明确诊断，但急诊医生稍一迟疑，患者可能就没了，必须先做应急处理，再来慢慢检查诊断。

奇怪！抗生素没奏效，大多数推测也证据不足

现在，轮到呼吸内科登场了。

病人收入呼吸内科后，被按照肺炎来处理了。准确地说，是按照细菌性肺炎的疗法来治疗的，用了一些抗生素，包括哌拉西林钠他唑巴坦钠。

肺炎是一个大诊断，凡是肺部的炎症都可以称之为肺炎。病原微生物（比如细菌、病毒、真菌、立克次体等）可以引起肺炎，理化因素（胃酸反流、放射性损伤等）也可引起肺炎。最常见的还是细菌引起的肺炎，细菌当中，又以肺炎链球菌、肺炎支原体、流感嗜血杆菌等最为常见。

正因为这些细菌最为常见，所以临床医生一开始都是经验性地用一些能够杀灭上述细菌的抗生素来治疗肺炎。

很可惜，这次它们没什么效果。

住院第三天，患者依旧发热，最高达到 40℃，而且呼吸稍微有些急促，比来的时候更差了一点。

这下可把患者和家属急坏了："什么破医院，一个发烧都要折腾几天，还号称什么'三甲医院'，我看都不如社区医院，人家一针下去，登时就可以退热。"

患者跟管床医生抱怨，语气不大好听。

管床医生只好安慰他，说病情有些复杂，治疗也不是一蹴而就的，给点耐心，再等等。

这些陈词滥调，患者及家属都听腻了，压根不管用。

科里几个医生赶紧集合开了个小会。"说吧，大家认为患者的诊断是什么？"副主任问，"是不是肺炎？如果是的话，为什么经过几天的治疗效果还是不好？另外，都做了什么检查，有没有异常结果？"

管床医生有点委屈，说考虑细菌性肺炎，毕竟患者有发热症状，血象高（血白细胞计数高），胸片也提示有肺炎，诊断肺炎应该是没问题的。至于为什么会效果不好，一个可能是抗生素没有覆盖到致病菌，可以尝试更换抗生素；另一个可能是患者会不会有别的疾病没有被发现。

其他医生也基本同意管床医生的意见。

"心脏有没有问题？"副主任问，"我看病人这几天的心肌酶、肌钙蛋白都是偏高的，还有转氨酶一直都还是偏高的，有没有去找原因？为什么是这样？普通的肺炎会这样吗？我们科一个月下来能接诊几百个肺炎患者，有多少肺炎患者会这样，想过没有？"

副主任这会儿语气已经不太好了。

"给患者做心脏彩超了，心功能没问题。而且患者平时在家走路、干活都是可以的，更说明心功能不成问题。我们也做过两次心电图，都是正常的。基本排除心梗、心肌病等情况。"

"有没有可能是心肌炎？患者有胸闷、气促、发热、四肢酸痛，能不能用心肌炎症来解释？如果是心肌炎的话，多数是病毒引起的，我们有没有好的抗病毒药物？能不能尝试？有没有跟家属说过这种可能性？……同志们啊，沟通要做好啊。出事前沟通一句，比出事后说一万句有用啊。这个病人万一是个重症心肌炎，一下子'过去'了，那怎么跟人家交代。"副主任语重心长地说。

当然，副主任说的心肌炎这个可能性是不能排除的。只要病人一日未明确诊断，可能性就还是非常多的。另外，像他说的，即便是病毒性心肌炎，我们也没有很好的抗病毒药物啊。管床医生心里这么想，但嘴上肯定不能这么说，只好点头，认认真真挨批。

本来呢，患者发热最常见的原因就是感染，只不过感染性疾病本身的内容就够写一本几千页的著作了，要想确定感染部位、感染细菌还是有一定难度的。此外，发热还要考虑结缔组织病，就是风湿免疫那套系统的上百种疾病，但目前相关的检验结果都是正常的，所以基本可以排除。肿瘤也会引起发热，但是肿瘤引起的发热很少会有40℃高热，所以也基本能排除。虽说如此，肿瘤相关标志物还是要完善检查的。

"此外，传染病要考虑吧？"副主任又说。一个高热的患者来到呼吸内科，首先必须要排除常见传染病的可能。我们要清醒地知道，传染病也是一种感染性疾病，只不过是特殊的病原体感染而已，比如登革热、恙虫病、钩体病[1]等。"还有，你们难道不怕艾滋病吗？这个也是需要排除的吧？不一定非得做相关检查才能排除啊，多问问病史也能知道个七七八八。"

广州这个天气，登革热还是要警惕的。副主任说得对。"患者的登革热抗体查过了，都是阴性的，而且患者身上没有皮疹，家里也没有人聚集发病，不支持登革热。"管床医生说。

"恙虫病呢？这个病不少见。高热、四肢疼痛、胸闷、咳嗽等都要按常规考虑，这在广州可不是罕见病，每年都有误诊的。外斐反应结果回来了吗？"副主任问。

恙虫病，大家可能听得少。很多动物（主要是各种老鼠，比如黄毛鼠）身上都有恙螨，恙螨很小，长度不过 1mm，恙虫病立克次体这个病原微生物会感染恙螨，恙螨又寄生在这些鼠类身上。这些鼠类出没于田间野外，人类在田地间干农活或者在野外休息时，就可能会被寄生在鼠类身上的恙螨叮咬，从而传播恙虫病立克次体，引起恙虫病。

恙虫病立克次体侵入人体后，会引起全身小血管炎症，会有发热，如果侵袭呼吸道，那就有咳嗽、胸闷，如果侵袭心脏，那就会有心肌炎，如果侵袭肝脏，就会有肝炎、转氨酶升高等，患者发热、畏

---

[1]钩体病，全称钩端螺旋体病，是由各种不同型别的致病性钩端螺旋体（简称钩体）所引起的一种急性全身性感染性疾病，属自然疫源性疾病，鼠类和猪是两大主要传染源。其流行几乎遍及全世界，在东南亚地区尤为严重。我国大多数省、市、自治区都有本病的存在和流行。

寒，难免会有四肢疼痛。

"这些症状都可以解释得通啊，所以必须要警惕恙虫病这类传染病可能。"副主任强调。

"主任，我们做了外斐反应，阴性的。"管床医生说。

外斐反应，就是一个检验，能检测患者血液中有没有立克次体抗原，如果有，便可验证是立克次体引起的疾病，比如这个恙虫病立克次体，就是一个经典的检查项目。管床医生当然了解这些，一开始就开了这些检查单了，检查结果却都是正常的。

副主任听到结果是正常的，微微怔了一下，又问："仔细查体了吗？腹股沟、腋窝等地方有没有焦痂？"

大家可能不了解，恙虫病有一个非常典型的特点，就是这个恙螨叮咬人的部位最先会出现红点，后来会形成溃疡、焦痂，却是不痛不痒的，而且叮咬部位经常是人体细皮嫩肉、潮湿不透气的地方，比如会阴、腹股沟、腋窝，等等。

"腋窝查过了，但腹股沟没有细看。"管床医生嗫嚅着说。

看到管床医生紧张的样子，副主任脸色也缓和下来了："大家工作繁忙都不容易，也不好再指责什么，但该做的检查还是要做的。万一这个患者腹股沟真的有焦痂，那其他什么抽血检查统统可以不做了，直接可诊断为恙虫病了，岂不是省时省力？"

话毕，副主任带队去查房，专门找到了这个患者，跟他解释了病情，告诉他要再多些耐心："你的情况可能不单是肺炎，可能还有别的问题。你不用担心，边治疗边观察。"

虽然副主任的话也不是很明确，但是患者听了还是挺受用，态度登时也缓和了不少。

副主任拉起帘子，跟病人说要看看他的下体，主要是看腹股沟、阴茎等，看有没有溃疡、焦痂之类的。

患者有些难为情，说自己洗澡的时候也没留意。说话时呼吸稍显急促，但普通交流还是没问题。

"说不好，我看看才放心。"副主任微笑着说，边示意他躺下，边戴好手套，不由得患者不配合。

患者只得解开皮带，脱下裤子，让副主任瞧个仔细。

副主任一言不发，左左右右查了个遍，愣是没发现啥。皮肤还是很完整，没发现明显的焦痂。最后，让患者撅起屁股，看看肛门附近，也都没有。副主任这才死心。

检查后，大家又回到办公室。副主任吩咐管床医生，请感染科医生过来看看到底有没有传染病可能，另外要再做一次胸腹部 CT，看看有没有变化。患者现在呼吸有些急促，恐怕是肺炎加重了。

副主任临走前，还让管床医生把抗生素调整了，多加了一种药。

恙虫病？不是已经被排除了吗？

当晚，感染科医生还没来得及看，患者病情就变化了。

护士急急忙忙冲进办公室，说 38 床（该患者）呼吸困难症状突然加重了，满头大汗，还说肚子痛，嗷嗷叫。

值班医生一听，也跟着紧张起来了。这个患者诊断未明，本来就让人头痛，突然来这么一出，可别出事了。

值班医生来到病人床旁，见患者神志还清楚，但额头上都是汗珠，捂住肚子，呼吸急促异常，心电监护提示血氧饱和度降至90%。值班医生赶紧让护士把氧气面罩拿过来，给他戴面罩吸氧，随后开始检查患者腹部。患者腹部压痛比较明显。

到底哪里出了问题？下午都还好好的。值班医生丈二和尚摸不着头脑。进一步细致检查，发现患者右上腹似乎压痛更明显一些，墨菲征似乎是阳性的。

前面提到过，墨菲征阳性，意味着患者胆囊有炎症。肿大的胆囊靠近腹壁，炎症波及了腹壁，这时候我们在胆囊这个位置压下去，会出奇疼痛，因为压迫到了发炎的胆囊。可是患者之前的B超没有看到胆囊结石啊！值班医生想不明白。

该不会有突发的胃肠穿孔吧，胃肠穿孔也会让人痛得嗷嗷叫的。不管如何，请外科医生过来会诊总是正确的。

同时，也要再次排除心肌梗死的可能。任何腹痛都要排除心梗，这是医院的明文条例。所以值班医生一边派人找外科医生，一边自己拉心电图，同时考虑到患者突然病情加重，说不定得去ICU，又派人找ICU医生会诊。

心电图结果出来了，没啥大问题，就是心率快些，120次/分。

外科医生先到了，检查了患者腹部，说："患者这个肚子虽然疼痛，但是腹壁不紧张，没有反跳痛，估计不是肠穿孔、胆囊炎等情况；肠鸣音还是有的，也不像肠梗阻；有没有胰腺炎等问题就不好说了，建议先做个腹部 CT，进一步明确再说。如果有外科手术指征，再找我们手术。"

ICU 医生也来了，对，就是大家熟悉的华哥。华哥看了病人，快速回顾了病人的病史，大脑里也是"找不着北"。患者有发热、胸闷、气促，突然就腹痛起来，既然没有特殊病史，的确不好诊断是什么，只好同意外科医生的意见，先做 CT。

但是患者现在这个情况比较严重，直接拉去做 CT，恐怕运送路上也不安全，可是不做 CT 也不行。"还好现在血压还是稳定的，跟家属沟通好，快去快回，看看 CT 能不能发现什么特殊情况，"华哥给了建议，"如果有需要，ICU 随时准备好床位等着。"

华哥的话刚说完，患者的呼吸更加急促了。这可吓坏了患者老婆，她差点哭出来，扯着值班医生说赶紧用药啊，再不用药就死人了。

华哥本来想回去等消息，见这架势，也不好先行离开了。患者呼吸困难进一步加重，赶紧再用听诊器查看双肺，双肺呼吸音是对称的，不支持气胸诊断。心电图也没看到心肌梗死。虽然呼吸急促了，但是血压还是高的（不过这可能是假象）。患者现在交感神经兴奋，血压高是当然的，如果患者安静下来，说不定血压会掉得很厉害。

当务之急，先解决患者的呼吸问题。至于明确诊断什么的，只得容后再说了。华哥打定主意，跟值班医生说："要不先转 ICU，气管插管接呼吸机稳住生命体征再说。"

值班医生跟华哥想到一块去了。这样的病人再放在呼吸内科也是个"定时炸弹"，搞不好分分钟心跳停了，一切就完了。

华哥问家属："患者病情危重，呼吸不好，缺氧，要转去 ICU 继续治疗，你同意吗？"

家属一下子蒙了，慌了神，一个劲点头，边哭边说："什么治疗都愿意，花多少钱都可以。"

病人这时候意识都有些模糊了，眼神放空。华哥把心一横，说："等不了去 ICU 了，直接在这里插上气管插管才保险。耽误一分钟都不行。"说罢立马让 ICU 护士把插管箱送下来，边做准备边跟家属沟通，家属"同意插管"这几个字一出口，华哥的气管导管就送入了患者气管。

此时此刻，整个病房闹哄哄的。

华哥顺利给患者插入气管插管，又赶紧接上球囊，给患者按压送气，然后几个人齐力把患者转运至 ICU。

患者总算安全到达 ICU。那一晚，在场医生可谓筋疲力尽。

ICU 的几个医生也在商量，为什么患者病情会突然加重，呼吸怎么突然就不好了，究竟是哪里出了问题？是肺炎加重了，还是有别的问题未被发现，比如气胸、肺栓塞、肺水肿？

第二天，患者总体情况稳定一些了，华哥推着呼吸机，带着他去做了胸腹部 CT。本以为能发现一些重要信息，可惜结果令他失望了。患者没有肺栓塞，没有气胸，肺炎都没怎么加重，只是有些肺水肿。

肺水肿怎么来的呢，是肺炎引起的，还是心衰引起的？大家意见不统一了。如果患者心脏功能不好了，血液泵不出去，就会堆积在肺部，发生肺水肿。整个肺泡本应该是充满空气的，现在都被水分填充了，患者当然会缺氧、呼吸急促。问题是，为什么患者会发生心衰？要知道，患者之前身体都很好的，没有冠心病等心脏病史，年纪也不大，突然就心衰了，说不过去。除非，患者有严重的心肌炎。

华哥这个担忧不是没有道理的。

"如果真是重症心肌炎，那在之前的检查结果里应该有所体现的啊。难不成是突然由普通心肌炎一下子进展到重症心肌炎，那为什么会发生心肌炎呢，是病毒感染导致的吗？"

ICU 的几个医生一起讨论着，最后一致把"真凶"锁定在了心脏这边，认为肺炎可能仅仅是个"旁观者"。

"患者当前血小板含量很低了，昨晚复查血小板，已经降至 $50 \times 10^9/L$，"华哥说，"这不是个好兆头，要么是患者感染太严重了，要么是有血液系统方面的疾病。"

血小板是人体凝血系统的一种物质，对机体的止血功能极为重要。人体血管因创伤破裂出血后，血小板会马上冲上去止血。具体表现为：第一阶段迅速黏附于创伤处，并聚集成团，形成较松软的止血栓子；第二阶段主要是促进血凝，并形成坚实的止血栓子。

在严重感染时，血小板的生成会受到抑制，表现为数目的不断减少。很多血液方面疾病也会导致血小板减少，同时也会有白细胞、红细胞减少，比如白血病、淋巴瘤等。

患者高热了这么多天，现在血小板下降得这么快，该不会真的是有血液方面的疾病吧。华哥隐隐有些担忧，但也仅仅是担忧而已，毕竟有很多原因都会导致血小板下降快，比如会导致肝肾功能损伤、血小板下降快的一些传染病等。

"反正患者目前诊断未明，就请大家再过来讨论看看吧，"主任说，"明天安排一场多科室讨论。请呼吸内科、心内科、感染科、血液内科、胃肠外科一起过来。"

第二天，上述科室专家如约而至。讨论开始前，大家都去查看了病人。病人用了镇静药，人是镇静状态了，呼吸机支持下的呼吸还是平顺的，血压是稳定的，腹部也不紧张。

感染科主任说，要警惕传染方面疾病，比如之前大家考虑到的恙虫病、登革热等，还要注意艾滋病。但目前相关检查都是阴性的，所以依据不足。

血液内科主任说，如果家属同意，可以安排做一次骨髓穿刺，看看到底什么情况。如果患者真的是血液系统疾病，比如白血病、淋巴瘤等，骨髓穿刺可以给出答案。

外科医生说，现在回过头来看，结合胸腹部 CT 检查结果，不支持常见的外科急腹症。况且现在患者肚子痛也不明显，估计不是外科问题。但患者腹股沟这里有几个淋巴结肿大，目前还不知道有没有什么其他意义。

外科医生提出的问题，让华哥提起了精神。是啊，为什么腹股沟的淋巴结会大呢？如果不是血液系统疾病，那就只能考虑感染了。淋巴结是人体淋巴细胞栖息地，可以比喻为士兵的堡垒。很多淋巴细胞都会积聚在这里，如果存在感染或者是血液病，淋巴细胞或者白细胞增加，淋巴结就会肿大。

华哥把讨论结果跟家属说了，要做骨髓穿刺。患者老婆已经稍微平静了，说可以做，只要是有帮助的都做。话是这么说，看得出她是很不忍心的，毕竟在ICU里面治疗就意味着受苦。

签完字后，华哥就着手准备骨髓穿刺了。

操作过程很顺利。

第二天，结果出来了。骨髓穿刺化验结果符合感染表象，不支持淋巴瘤或者白血病等血液方面疾病，还是考虑感染性疾病。

这是骨髓穿刺给的答案。

到底是什么感染呢？华哥头痛了。患者前后换了几次抗生素了，但白细胞计数还是偏高，而且人还是发热，这都说明目前的抗生素是没有效果的了。血培养结果也是阴性的，这让人很懊恼。

种种推测一一被推翻，华哥无可奈何，以至于跟家属提出要做病原微生物高通量基因测序了。这个检查简单来说，就是抽一管病人的血，送去实验室，实验室通过分析对比能够指出血液里面所有人类已知的病原体基因片段。比如之前有一个病人抽血检验出病因原来是肝吸虫感染；还有一个发热病人检验出是非结核分枝杆菌感染。这些感染性疾病，若非通过这个基因测序发现病因，我们可能真的无从下手治疗。

华哥对这个检查的意义高度肯定，美中不足的是价格昂贵，得花费差不多 1 万元，而且需要患者自费。

眼看着患者躺在 ICU 病床上，上着呼吸机，家属着急，华哥也头疼。对医生来说，力不从心的感觉最让人无奈。所以，但凡有帮助的检查，华哥都想让家属尝试。

家属犹豫了一下，最终还是答应了。

"人如果没了，钱再多也没用。"这是患者老婆自言自语的一句话。

华哥约了检验公司的人员，下午过来拿标本。

就在此时，管床护士喊华哥："病人阴茎这里有个糜烂，要不要来看看？"

华哥一听，首先想到的是患者该不会有什么性病吧，怎么会阴茎糜烂呢。

过去一看，果真，患者阴茎背部有个 0.5cm×0.5cm 大小的小溃疡灶，如果不是护士护理仔细，华哥是没办法留意到的，因为这几天查房一直没看患者阴茎、会阴部。

什么性病会导致阴茎溃疡，梅毒？华哥内心暗自思忖，但身为 ICU 医生，关于这方面疾病的知识基础实在是薄弱，得翻翻书。华哥刚想找皮肤科会诊，突然，脑海中一个想法掠过。华哥怔住不动了。

难道是恙虫病导致的焦痂？不会吧……华哥简直不敢想象。

恙虫病的焦痂不经常是在腹股沟处的吗，怎么会长到阴茎这里来呢？另外，患者先前做过相关检查，都是阴性的，不是已经排除恙虫病了吗？

华哥赶紧拿来手机，对准阴茎溃疡灶拍了照片，传输给感染科医生，让他们看看是什么。嗯，确实有点重口味，但也顾不上了。感染科医生马上回复了，说很像焦痂，的确要警惕恙虫病可能，有部分患者的焦痂是会长在阴茎甚至肛门上的，不出奇。

华哥把上级医生喊过来，大家一起琢磨。

上级医生说："这样，既然患者家属同意了，那就先抽血做这个基因检测，然后我们也抓紧时间治疗，先按恙虫病的疗法来治。抗生素得换了，用多西环素吧。"

大家可能不知道，虽然都是抗生素，但是能对付的病原微生物并不一定相同，因为不同的病原微生物，会对不同的抗生素敏感。就好像我们担心的恙虫病立克次体这个家伙，偏偏就只对多西环素、氯霉素这些抗生素敏感，而医生先前采用的那些抗生素，看似级别更高，实际上是无效的。

"如果患者用了多西环素后退烧了，病情好转了，一样可以证实恙虫病诊断。"上级医生眯着眼睛笑着说。

事情就这么戏剧化，人生也是充满着戏剧性。

自从用了多西环素，患者就不发热了，复查的各项指标也有转好的趋势。

第二天下午，病原微生物高通量基因测序结果出来了。

大家看到这个结果后，异常振奋。华哥忍不住跟老马分享了这个结果，老马看到了，情不自禁地自夸了一句："我就知道这家伙不简单。"

基因测序结果显示，恙虫病立克次体的基因序列有数百条。

事到如今，真相终于大白。

患者得的的确是恙虫病。有两个证据可以确证：第一，多西环素治疗有效，患者用药第三天就成功脱离呼吸机，拔除气管插管了；第二，基因测序找到了恙虫病立克次体的基因序列。

这叫人证物证俱在，想赖都赖不掉了。

恙虫病是恙虫病立克次体侵入人体后引起血管病变，进而引发的一系列血管炎症。人体全身都遍布着血管，所以感染后各个器官都有可能出现问题。只有把导致这些问题的元凶除掉，各个器官才能好起来。换句话说，只有对恙虫病立克次体这个病原体进行有针对性的干预，患者的其他症状才能得到缓解。

恙虫病患者的症状往往轻重不一，多数恙虫病患者都能痊愈，也会有少数患者会进展到多器官功能障碍，就好像今天这名患者一样，心脏、肺部、肝脏等器官都出现了问题。

老马后来向患者家人进一步追问接触史，家属提及患者前几天去了公园溜达，"会不会就是那时被恙螨叮上了？"当然有可能。

所以在此告诫各位，如果真的要去一些杂草丛生的地方，最好穿严实点，不要露出腿部皮肤，否则容易出事。

大家可能还会好奇，为什么之前做了那么多外斐反应，还有一些抗体检测，结果都是阴性的呢？这就涉及阳性率的问题了——所有检查都不是 100% 准确的。发生偏差的原因可能与病程有关，恙虫病就是这样。若在发病后 1 周左右检查，阳性率往往不高；但如果是 2 周后检查，阳性率就会飙升了。

另外，为什么一开始呼吸内科副主任没发现患者阴茎的焦痂呢？这也是一个时间点的问题。他看的时候，可能焦痂还没形成。等到ICU护士做护理的时候，焦痂才长出来。副主任也不大可能整天盯着人家"命根子"看，毕竟是隐私部位。但无论如何，再次警示了医生，完善必要的体格检查是多么重要！

"无辜"的 20cm 小肠

基本信息		女性，38 岁
主诉		大量便血
病史		尚未明确
会诊科室		ICU、消化内科 介入科、外科
关键词		失血性休克 介入止血 消化道出血

女性便血不能大意，失血量大更要重视

38 岁女性，某公司高管，工作上巾帼不让须眉，让人敬佩。

但某天，她突然觉得力不从心了。

这天，她又一次艰难地上完厕所，看着马桶里染红一片，有苦却说不出。因为她又便血了，而且每次就跟下雨一样，整个人都虚脱了。

女性患者便血有些特殊，要搞清楚是阴道出血，还是消化道出血（便血）。别以为这很简单，有些时候如果医生不亲自检查，是有可能误诊的。

她给丈夫打了电话，丈夫赶到公司后火速将她送往医院急诊科。

"你们胆子真大，这种情况应该直接打 120 拉到医院了，你还找你老公送你来，脱了裤子放屁。"老马医生嘴上数落患者，意在给他们一个教训，告诉他们下次发生这种情况应该第一时间打 120，万一耽误了可是会出人命的。

老马医生的担忧是有道理的，因为患者一来急诊，脸色苍白，全身冒冷汗。进了抢救室，心电监护一接上，血压只有 90/50mmHg，心率 120 次/分。

血压低，是休克晚期的征象。患者已经休克了，而且很明显是失血性休克——首先患者自己说自己拉血，这一个多月来拉了好几次，今天这次最严重；其次可以看到患者的裤子上都是血，躺上抢救床后，被单都被染红了。

患者大概失了多少血？老马医生估计，至少得有 2000mL。成

人血管内的血液含量为5000mL左右，若是短期内失血量不超过400mL（如自愿献血）一般无碍，但如果超过800mL就会有休克可能了，超过2000mL那肯定会休克。如果不及时补充血容量，患者很快就会因为缺血缺氧而昏迷，继而死亡！

"我老婆不要紧吧？"患者丈夫非常担忧，不停地问老马这个问题。老马反复回答之后，终于被问得不耐烦了，直言不讳："已经有生命危险了，现在正式给你下病危通知书，你在外头等，我们这里先处理。"

老马经过检查，明确了患者目前属于便血，而且有失血性休克。为今之计，两个措施是最关键的，第一个措施是尽快补充血液、液体，尽快恢复有效循环血量。老马让护士给患者开放了两个静脉通道，双管齐下，一起补液，液体哗啦啦地被直接撑入患者静脉。同时联系血库，告诉他们，要紧急用血，红细胞、血浆都要。

第二个措施是治本的，就是赶快找出来到底是哪个地方出血，然后马上止血。

急诊科是没有能力止血的，老马能做的就是快速补液、补血，然后找消化内科医生过来会诊，让他们来解决止血的问题。

此时患者的意识开始模糊了，问她哪里不舒服时，已经回答不清了。

患者一只脚迈入了鬼门关。

一天内便血这么多，任你身体再强壮都是顶不住的。战场上的士兵够强壮的了，但如果中枪流血不止，也会很快死去，死因就是失血性休克。当然，如果是心脏或者脑袋中枪，那就当场死亡了，没有机会等到失血性休克的发生。

消化内科医生看过后，认为患者有急诊做结肠镜检查的指征。患者便血那么多，而且流出来的都是鲜血，最可能的就是下消化道出血。

如何区分人体中的上、下消化道？人体消化道分为上、下两部分，上消化道是从口腔开始，依次经过食管→胃→十二指肠→部分空肠（屈氏韧带为界），下消化道就是空肠→回肠→结肠→直肠这部分，一般情况也把空肠、回肠统称为中消化道，这样上、中、下就更好理解了。

消化内科医生认为患者是下消化道出血，尤其结肠出血的可能性大，建议马上做结肠镜检查，如果镜子进入看到有出血点，马上止血治疗就好了。大家都表示认可，此刻消化内科医生这个建议是很正确的。

患者丈夫表态，只要有帮助的治疗，都做，都签字。他说这话的时候，口唇有些微微颤抖，妻子病重危在旦夕，他当然害怕了。

血库的血送来了，老马赶紧腾出地方让护士输上血。这时候如果没有输血，患者死定了。如果有足够的血，患者兴许能扛下来。

有些出血是出着出着就自行止住了；有些出血是止不住的，必须医疗干预。

"患者这样的情况，直接去消化内科内镜室也不是太合适。这样吧，先收入 ICU，在 ICU 密切监护下，我们来给她做结肠镜，看看能不能止血。"消化内科医生说。老马觉得这个建议十分合理，ICU

监护到位，万一患者心跳停了或者出现什么别的意外，可以立马组织高效抢救。有 ICU 医生保驾护航，检查做得也放心些。

上了 ICU，经过快速输血补液，患者的血压稍微稳住了。人体所有器官都需要血，因为血能带来营养物质，还携带氧气。血液就好像一艘货轮，各个脏器都眼巴巴等着货轮的到来，如果血液少了，货轮少了，营养物质和氧气自然就少了，器官就得忍饥挨饿了。它们很娇气的，饿不得，但凡饿个一天半天甚至几小时就会出人命。

眼看着鲜红的血液不断地从患者肛门流出，在场医生们真的好像被拿刀追着一样着急。ICU 医生恨不得直接伸手进去掐住出血口。

真有这么容易解决就好了。

消化内科医生将结肠镜从患者肛门插入，一路观察直肠、乙状结肠、降结肠、横结肠、升结肠……反复看了好多次，也冲洗了很多次，愣是没有看到出血点。

"见鬼了，"消化内科主任骂了一句，"应该是结肠出血啊，怎么找不到出血点呢？所有的肠壁都光溜溜的，只有血液流过的痕迹，未见活动性出血口。"经验丰富的消化内科主任见过无数肠道，处理过无数出血，此时此刻也备感意外。如果找不到病人出血灶，就止不住血，患者危在旦夕，能不急吗。

为什么会这样呢？有两个原因：第一，患者的问题根本就不是结肠出血，结肠镜只能看结肠，没办法看更上面的回肠和空肠，毕竟结肠镜这么粗，并且就这么点长度，还有大把地方是它鞭长莫及的，说不定出血点刚好是在空肠和回肠呢；第二，患者结肠出血，又临时自行止血了，所以出血点不见了，这时候结肠镜进去当然就看不到出血点了。

尝试了几次，都没找到出血点。消化内科主任眼睛紧紧盯着屏幕，自言自语道："难不成是上消化道出血，是胃或者十二指肠出血？这也是有可能的。"一般情况下，胃、十二指肠出血不大会引起鲜红色血便，而会是黑色便。为什么？因为胃和十二指肠这么高位的消化道出血，血液在经过好几米长的小肠再排出肛门的过程中，早就在肠道内被消化掉了，变成黑色了。

"做个胃镜看看吧！"主任拍板了。既然肠镜发现不了问题，那么胃镜就是必须要做的了，说不定胃镜能发现问题。

患者丈夫在门外踱步，以为做了结肠镜就能解决问题，没想到还是没能发现出血点。听到医生说要做胃镜，做就做吧，现在火烧到眉毛了，也只能听医生的了。

可惜的是，胃镜也没发现问题。胃镜只看到少许胃炎，那肯定不是出血灶，没看到胃和十二指肠有活动性出血点，甚至一点血都没有，绝对不可能是这里出血。

消化内科主任眉头拧成一团，说："消化道总共分上、中、下三段，现在咱们的胃镜、肠镜都做过了，排除了上、下的问题，那么凶手只能躲在中消化道了。"这个分析是符合逻辑的，虽说找到出血灶只是时间问题，但医生必须要赶在患者病情加重前找到凶手，否则处境更加被动了。

说不定中消化道（空肠、回肠）那里就有一个血管破裂了，正气势汹汹地出血，而我们的胃镜、肠镜都没办法到达中消化道，所以没办法止血。

按照这个思路，下一步就是要想办法看看并处理中消化道了。

"还有别的办法吗？"患者丈夫都要哭了。

可以尝试介入止血治疗。ICU 的医生华哥找来了介入科的同事，大家坐在一起讨论了。患者输了好几袋血和好几瓶液体后，血压稍稍稳住了，这会儿出血似乎缓和了，他们才喘口气。

"什么是介入止血？"患者丈夫当然不懂，"有没有生命危险？"

华哥说："你太太已经病危了，这时候能救命的措施都可以考虑，你只要考虑有没有帮助，而不是要考虑有没有危险，没有比此刻更危险的了。

"现在我们初步怀疑你太太的便血原因在小肠，可能是小肠里面的某一根血管破裂了，造成大出血。介入止血的原理很简单，就是通过对小肠的血管进行造影，找到出血点，再把出血点堵住。我们会先在你太太大腿根部做动脉穿刺，然后把一根导管放入动脉里面，顺着这根导管打入造影剂，造影剂流经小肠的动脉。动脉上哪里有血管破裂出血，造影剂便会把信息透露出去，我们在 X 光下就能捕捉到这个出血点，然后再把一些止血的物质填充上去，堵住这个出血口，从而达到止血的目的。"

华哥连珠炮似的说了一堆，患者丈夫听后，似懂非懂地点头。

为了让他更容易理解，充分行使知情同意权，华哥打了个浅显的比方："好比湖底水管爆裂了，我们在岸上没办法判断是哪个水管爆了，因为水管都在湖底，我们看不见，而且水管是分级的，一分二，二分四，四分八这样下去，越分越密。

"这时候，我们从水管的总闸注入一些红色染料，染料进入水管系统后会迅速分散流动，我们远远地观察，看看湖面哪个位置有红色染料升起，大概就知道是哪个位置的水管爆了。

"话说回来，造影剂就是这个红色染料。当我们排查到了爆裂口，再从总闸那里送入水泥，一路来到爆裂口处，死死堵住爆裂口，就可以达到修复的目的。这就是介入止血的大致过程。"

"这个介入会不会有副作用？"患者丈夫满脸担忧。

华哥急得直抓痒，都到这份上了还顾得上副作用吗，当然是先止血救命要紧，但他还是耐着性子给对方解释清楚："副作用当然有，还是用刚刚那个例子，假如你送水泥进入水管，还没到爆裂口处就提前填上堵死了，那就会影响一大片水管，很多无辜的水管都会被堵死。说回到人体身上，可能就会有很多无辜的肠子因为被栓塞缺血而坏死……

"就目前来说，介入止血还是有帮助的，它有可能帮忙发现出血灶，迅速止血。"华哥继续解释说。

患者丈夫也不是胡搅蛮缠的人，只是紧张和不懂，听华哥解释完后，手一边抖，一边签了字。

"当然了，介入也不是万能的，也有可能发现不了出血灶，或者即便发现了，也不一定能很好止血，你得有这个心理准备。"华哥转身离开前加了这一句。

患者丈夫此刻双手合十，祈祷医生能早点帮他老婆渡过难关。

出血灶在哪儿？小肠里发现小小出血点

签好字后，一切准备就绪，绿色通道开启，患者一边输血一边送去介入科。所有人都等着介入科医生搞定这次出血难题。介入科医生也一脸胸有成竹，但在家属面前，还是不能把话说死。

可惜，结果让人失望了。这样的情况其实不多见，一般情况下，介入都能解决问题，即便解决不了问题，也能找到问题根源。

但这次介入科医生在台上反反复复造影，愣是没看到哪里血管破裂出血。别说明显的口子，就是微小的口子都没见到。

做到最后，介入科医生后背都湿透了。一方面担心患者的安危（消化道出血的病人，谁也无法预料会不会突然大量出血乃至休克，甚至死亡）；另一方面，长时间聚精会神介入造影也是很消耗体力的，医生出一身汗都是家常便饭了。

好在患者血压还给力，还能挺得住。

华哥现在是患者的主管医生，看到这个结果，第一时间跟上级医生汇报了："胃镜、肠镜、介入都没看到出血，不知道是自行止血了，还是没找到出血灶。"

其实华哥心里也明白，不管是哪个，都不是好消息。自行止血，也就是说患者很可能还会再次出血，这个未找到的出血口就是个"定时炸弹"，你根本不知道它什么时候会再次爆炸。

"做完介入后，顺便拉过去做个腹部 CT 吧，看清楚点。"华哥暗自寻思，好不容易从 ICU 出来一趟，不能就这么轻易送回去了。CT 或许能发现什么有用的信息，说不定有肿瘤，或者血管瘤之类。

CT 也做了，啥也没看到。

肝脏、胆囊、胰腺、脾脏、肠道等，都没有太异常的，唯一的异常就是胰管有个小石头，不大，看起来挺稳定的。不大可能是这里出血。影像科医生给出了意见。

回到 ICU 后，患者翻了个身，哗一下，又一股鲜红色血便从肛门涌出。此时此刻，好不容易神志好了一些的患者，看到这么多血，差点又吓晕过去。

这真的是折磨人，除了折磨患者本人，折磨她丈夫，还折磨着几个医生。

再不找到出血灶，及时止住血，患者就没命了。华哥急得满头大汗。

"眼下没别的办法了，只有开腹探查了，"主任进来后下了决定性指示，"赶紧联系外科，通知手术室。"

外科医生过来后，迅速评估了现状，同意立马进行急诊手术，剖开肚子，翻看肠子，不管是大肠还是小肠，一一仔细检查，寻找出血位置。

一般来说，消化道出血首先都会用内科保守方法处理，如果内科方法都不行了，才会考虑剖腹探查，毕竟手术创伤太大，不是在最必要的时刻都不会轻易开展。

患者此时已经是无路可走了。

这个中年男子，终于扛不住了，在接待室哭了出来。

"哭归哭，字还是要签，手术还是要做的。除此以外，别无他法，"外科主任拍了拍他肩膀说，"我们不能给你保证什么结果，但是可以保证我们会全力以赴。这点可以放心。"

当时已经是深夜了。

外科主任叫回了几个医生，都是干练的熟手，一起上了台。华哥下班了，也跟着去手术室看看情况。

外科主任打开肚子，上消化道，下消化道，翻了几遍，都没看到明显的出血点。

糟糕，这太不寻常了。

外科主任额头上的汗水开始出来了，他又翻了一遍。助手也仔仔细细翻看了，就连台上的护士也跟着认认真真找了几遍。

谁也没看到哪里有出血，谁也没看到哪处肠子有破裂。

真是见鬼了。

主任冷静了一下，说："我们看到的是肠子的外面没有出血，但有可能是肠子里面出血。我们不能把所有肠子都切开、翻开来找，但可以在肠子中间切开小孔，把内镜伸进去，总有机会发现问题的。"

众人振奋，这的确是一个好主意。柳暗花明又一村。

外科医生选择在肠道的中间部分开了个小口，然后把内镜伸了进去，先往上走，走至空肠，十二指肠，甚至到了胃部，都没有发现出血点。

"不着急，往下看看，说不定出血点在下面的肠管。"外科主任沉住气说。于是操作的医生掉转镜头，内镜朝下走，缓慢穿过了回肠，盲肠，升结肠，横结肠，降结肠……也没看到出血啊。

天哪，到底是哪里在出血……

外科主任瞄了一眼患者心电监护，还好，血压还扛得住，但自己后背上的冷汗经不住，已然浸透衣服了。

助手年轻一些，看得仔细，突然他喊了一声："回肠这里有几个小出血点，米粒般大小，如果不仔细看，非常容易漏掉！"

主任兴奋了起来，循着助手所指的位置，重新仔细看了一遍。

"嗯，你小子好眼力，这都被你看到，这里的确有几个小的出血点，有些红，太小了，可能比米粒还小。"

终于找到真凶了。

众人松了口气。出血点很小，但是多，的确有可能造成大出血。现在患者出血暂时止住了，所以出血点看起来比较模糊，可以理解。

前后一共发现好几个出血点，主任决定切掉这段肠管，一不做，二不休。这段肠管总共长 20cm，主任迅速将它切断并且丢弃了，然后把两端的肠管进行接合。

手术很成功。

患者住院期间再无出血，血红蛋白从入院时的 50g/L 升至了 90g/L（正常范围是 120～160g/L），虽然还未正常，但好了很多，人也清醒精神了。

患者终于死里逃生。

概率再小的事件，也可能切实发生

可谁也没想到，人生就是这么戏剧化。

1个月后，患者再次发生便血，而且又是一次来势汹汹的大出血。

这次她头脑清楚，叫了120到她家，直接拉回急诊科。

又是老马值班。

一切似乎都是缘分，但这种缘分不要也罢。

患者休克了，意识模糊了，老马一边安排补液输血一边将她送上ICU，同时紧急请其他几个专科会诊，商讨对策，看看需不需要立即手术止血。外科医生脸都绿了，说这怎么可能呢，难道是切得不够彻底吗？难不成还有别的出血灶？

恰逢B超室的医生正在ICU给其他病人做检查，华哥让他帮忙看看这个病人，做个腹部B超，看看会不会有别的发现。

给她做B超，其实可能是多余的决定，但也好过什么检查都不做，而且这会儿做B超也是现成的。华哥暗自思忖。

可就是一次如此不惹人注意的B超检查，竟然发现了大问题。

B超室的老师说，患者的胰管似乎比较大啊，胰头部的胰管扩张比较明显，而且还有石头在里面。

华哥一听，蒙了，上一次给她做过CT，CT也看到胰管有结石，但当时认为结石稳定，大家都不考虑胰管出血的可能。这一回，看来要打脸了。胰管出血的概率实在是太低了，一辈子也见不到几个。所以大家也没往这方面去想。

如果真的是胰管出血，得赶紧叫做胃镜的医生过来看看。

什么是胰管？胰管，就是胰腺里面的一个管道，具体来说，是胰腺液体分泌后储存和分泌的管道，可以理解成胰腺里面的高速公路。胰管开口在十二指肠，也就是说，胰腺分泌的液体会通过胰管流入十二指肠。当然，如果胰管出血，那么血液也会流入十二指肠。而我们做胃镜，除了能看到胃，再往下一点就能看到十二指肠了。

所以，此时此刻的胃镜检查是至关重要的。

胃镜室医生来了，就在 ICU 做了床边胃镜。镜子经过患者口腔，进入胃，再一拐弯，进入十二指肠……

大家看到这一幕，终于确定了真凶。

胃镜看到十二指肠大乳头处，不停有鲜血冒出，而这个鲜血来自胰管的可能性最高，因为胰管的出口就是十二指肠大乳头。

"不用说太多了，就是胰管出血。"内镜室医生淡淡说了句。

这回外科医生又要派上用场了。

既然明确是胰头部胰管出血，药物止血是没有效果的，可采取的手段要么是尝试介入止血，要么是外科手术。外科医生选择了手术，切掉出血病变的胰管，缝合止血。

患者丈夫胆战心惊地问医生："是不是确定了这个就是出血病灶？"

患者诊断胰管出血，按理来说，也属于上消化道出血，但胰管的位置太特殊（太边缘）了。我们通常说的上消化道指的是食管、胃、十二指肠等"高速公路"，很少会把高速公路旁的乡道（胰管）纳入考虑。但要知道，胰管最终也是汇入十二指肠的，肯定也属于上消化道。

家属还是签字同意了手术。

外科医生这回看得清清楚楚，明明白白，做了胰头十二指肠切除。

术后恢复不错。

此后半年，患者再无出血。看来这回真解决问题了。

这个病例中患者的胰管出血应该是胰管里面的结石引起的出血，结石长期摩擦黏膜，导致血管破裂，又或是结石阻塞了胰管后，胰酶淤积在胰管内会消化自身组织，引起血管破裂，这都是有可能的。

胸片照出一双白肺，
医生的努力却没白费

患者病历

基本信息	男性，不到 40 岁	
主诉	发热、咽痛 3 日，突发呼吸困难	
病史	尚未明确	
会诊科室	ICU	
关键词	无创呼吸机、气胸 胸片 /CT、肺结核	

前一秒喘气说话，后一秒心脏停搏

那天 ICU 是华哥值班，急诊科又来电话，说有一个呼吸困难的病人，需要会诊。

说来也奇怪，每次华哥值班，ICU 的事情总是最多的，惹得搭班的护士都喊苦不迭，一跟华哥搭班，肯定没好日子过。有些年长一些的护士，甚至调侃华哥说："你几时能让我们消停一会儿。"

"病人要来，我也没办法啊，大家还是硬着头皮上吧，顶多下次夜宵我请。"华哥的这句话大家还是受用的，夜班时很多护士忙着忙着就忘了喊累，也忘了要吃夜宵。

言归正传。

又是呼吸困难，ICU 医生最经常面对的严重症状之一，就是呼吸困难。呼吸困难是专业术语，说通俗点就是呼吸不顺畅、不够气、上不来气、喘息等，我们一眼就能认出一个呼吸困难的患者，太明显了。呼吸困难的存在，往往意味着病情严重，很多时候，也意味着病情进展会异常迅速。曾经有一个呼吸困难的患者，前一秒还喘着气说句话，下一秒直接心脏停搏了。

为什么会发生呼吸困难？源头无外乎有心血管疾病和呼吸系统疾病，一般都在这两个系统范畴内。比如心肌梗死会有胸痛、呼吸困难；心衰也会有呼吸困难；严重的肺炎、肺栓塞、气胸、胸腔积液等也会造成呼吸困难。

要想短时间内识别出到底什么原因引起的呼吸困难，其实是有难度的。矛盾的是，一旦由于寻找原因耽误了治疗，患者就可能缺氧而亡。

正因为如此，急诊科、ICU 医生遇到呼吸困难的患者都会打起十二分精神。

急诊科医生不敢马虎，马上请 ICU 来会诊，毕竟多个人多个思路，这样做既是为了患者，也是为了自己。这年头，医院里出一单事故就可能让医生身心俱疲，一夜白发。

挂了电话，华哥匆匆忙忙去了急诊。当华哥赶到急诊科的时候，病人已经躺在抢救床上了。

不到 40 岁的一个中年男子，看起来瘦瘦高高的。

急诊科老马医生正在给他戴无创呼吸机。

无创呼吸机，是相对有创呼吸机而言的。无创呼吸机不需要气管插管，仅需一个面罩，把面罩扣在患者口鼻上，然后通过呼吸机打气，给病人供氧。一般呼吸困难的病人，用无创呼吸机都是可以应付的。症状更轻微一些的病人，用鼻导管吸氧就够了，无创呼吸机都用不上。一旦用了无创呼吸机，意味着患者缺氧明显，病得不轻。

有创呼吸机需要给病人做气管插管，那是很辛苦的，因为气管插管就算产生创伤了。试想一下，一条手指般粗的导管从口腔或者鼻腔插入，通过咽喉，置入气管，想想腿都发软。

如果无创呼吸机能满足眼前这个病人的氧需求，那就最好。华哥懂，老马医生自然更懂。

但很明显，无创呼吸机并没有帮到他。

病人呼吸还是很窘迫，一分钟会呼吸 35 次左右。我们正常人的呼吸频率是 12～20 次/分，呼吸频率太快往往是因为缺氧，大脑会迫使呼吸频率加快，目的是加快吸氧，这都是人体的自我保护机制。但是过快的呼吸频率是很累的，很容易会呼吸衰竭。就好比一头耕田的老牛，你越是抽打它，它自然会越努力耕田，但体力终归是有限度的。如果你不停抽打它，不给它休息，终有一天，它会累倒在田地上。

眼前这个病人，华哥猜他肯定是发生呼吸衰竭了。

华哥皱着眉头，靠近病人，试图观察更细致一些。虽然他戴着面罩，不大好判断嘴唇的颜色，但隐隐约约能看到口唇发紫，眼神充满惶恐、不安，不过还是能尽量配合医生护士的治疗。

那是一个垂死的病人对生命的渴望。口唇发紫，专业术语叫"发绀"，是极度缺氧的表现。正常的口唇应该是淡红色的，起码是红润的，意味着口唇黏膜里面的红细胞是很有活力的，是氧气富足的。但氧气不够时，红细胞里面的还原型血红蛋白增多，就会导致皮肤黏膜出现紫绀。一个不懂医学的普通人，大概也会懂得患者口唇发绀意味着什么。

华哥看过病人后，隐隐感觉不妙，病人呼吸这么急促，戴着无创呼吸机还是缺氧，心电监护看到的血氧饱和度仅有 90%。

"怎么个情况？"华哥靠近老马，问他。

要迅速了解一个病人的基本情况，最快捷的方法就是问诊。无论是问病人还是问家属，总之要问清一切情况，包括什么时候开始发病、哪里不舒服、做过什么治疗，等等。当下问病人肯定是不合适的，他现在呼吸空气都有难度，哪有力气回答华哥的问诊，而病人家属也不在这里，所以，问老马是最合适的。

"病人自己说发热、咽痛 3 天，今天早上突发呼吸困难，所以赶紧打的来到我们急诊科。"老马一边目不转睛盯着病人的心电监护，一边回答华哥。

"自己打的过来的？"华哥想确认这点。

"是的，是打的，不是叫 120。"老马确认了。

"刚来到急诊，我见他情况不好，赶紧安排住入抢救室，上了心电监护，看到心率 128 次 / 分，血压偏高，血氧饱和度仅有 90%（正常会有 96% 以上，多数会有 98% 以上）。"老马接着说。

患者呼吸困难，背后是什么原因？这个是本质问题。但即便我们不知道原因，也可以先处理，这是救命。

前文说过，如果把急诊科医生比作一个猎人，他们会先开枪，再瞄准。但这并不意味着急诊科医生是随随便便朝着一个方向就扣动了扳机，他们不需要瞄准直接开枪就打也有一定的打中概率。这是他们的本事。

老马还没跟华哥说患者呼吸困难的原因，华哥自己已经有了些分析："该不会有气胸吧？这是我的第一印象。"华哥说。

气胸，简单理解就是肺破了，气体直接进入了胸膜腔。我们的肺脏是在胸腔里面来回膨胀收缩的，肺脏膨胀的时候，气体进入肺泡，与静脉血相遇，氧气进入血液，血液中的 CO_2 排出肺泡。肺脏收缩时，这些已经被交换了的气体就会排出体外。

一旦有一个肺脏破了，那么肺泡里面的气体就会进入胸腔，空气进入胸腔，反过来会压迫肺脏，肺脏要想膨胀就很难了，因为外面有气体顶着。肺脏不能膨胀，意味着病人无法很好呼吸，所以会极度缺氧。

突发呼吸困难，必须警惕气胸

为什么华哥首先考虑患者有气胸呢？因为患者实在是太瘦了，又高，瘦瘦高高体型的男性患者，是比较容易发生气胸的，这跟体质有关。而且前几天华哥才处理了一个瘦高男性发生气胸的病例，所以也有一定的先入为主在。

如果是气胸，又没有及时发现，那就糟糕了。因为肺破了，胸腔内气体会越来越多，肺脏没办法继续膨胀，整个肺都会萎缩掉。患者在极度缺氧的情况下，说不定突然就没了。想想都可怕。

但老马毕竟是急诊科老兵，不是菜鸟，是不是气胸他肯定早有判断，华哥心想。

果然，老马开口了："听过双肺了，呼吸音是对称的，而且刚刚拍了急诊胸片，胸片没看到气胸迹象。"老马快速解答了华哥的疑惑。华哥知道，如果有一侧气胸，那么这一侧肺脏没有膨胀，听诊是听不到呼吸音的，或者呼吸音很低，跟健康的那侧肺脏会有显著区别。既然老马说双侧呼吸音对称，基本就排除气胸了，更何况有胸片做证。可以说100%排除气胸了。

"不是气胸，那会不会是别的严重疾病，比如急性心肌梗死？40岁男性患者，估计可能有高血压了，工作压力大，来个急性心肌梗死发生呼吸困难也不是没有可能的，毕竟40岁可不算很年轻了。"

"查了心电图、心肌酶、肌钙蛋白等，没有看到明显心肌梗死表现，不像心肌梗死。"老马继续说。

中年人，突发呼吸困难，即便没有胸痛，也要警惕心肌梗死。一旦发生误诊，将是灭顶之灾。所以心电图、心肌酶是必须要查的。这是急诊科思维。

"什么原因会导致呼吸这么急促，缺氧这么厉害？"华哥问老马。

老马眼神露出担忧，说胸片虽然没看到气胸，但是病人的两个肺都渗出得厉害，白茫茫一片，状况非常差！而且抽血化验结果显示感染指标很高，估计是感染导致的重症肺炎。

重症肺炎，是老马结合目前的检查结果对患者做出的诊断。

此时患者呼吸仍然非常窘迫，护士把动脉血气结果拿过来了，说严重缺氧，氧分压很低。老马当即示意把氧流量调到最大！

华哥目光暂时离开了病人，拿起胸片快速阅读起来。

天哪！这是什么肺！

正常人的肺部影像学表现应该是黑色的，因为正常的肺组织是含有气体的，透亮度高，X线射过去的时候会呈现黑色。

但这个病人的两个肺，几乎全白了！

这意味着，肺里面充斥的不再是空气，可能是渗出的液体。这是肺炎非常严重的表现之一。即便是初学医者，一看到这么白的双肺，都知道病得够呛。这种肺太糟糕了。

知道溺水的人为什么会死吗？对，就是因为肺里面都是水，肺泡在水里面，试问空气又如何能进去呢？肺脏是"一根筋"，正常情况下，除了气体，别的东西都无法容忍。

所以，当你不小心气管里呛了一粒米饭，大脑都会让你往死里咳，就是想要你把米粒咳出来，因为气管太敏感了，无法容忍固体物质在里面。搞不好堵住了，气体进不来了，人就窒息了。所以，呛咳米粒也是人体自我保护的一种措施。

固体不能容忍，同理液体也不能容忍，但相对好一些，所以当你感觉气管有痰（痰多数是液体）时，你也会想办法咳出来，否则总是如鲠在喉，怎样都觉得不舒服。

病人这个肺这么差，已经可以解释他的病情了。缺氧的原因也找到了，就是肺太糟糕了。

老马见华哥许久不动，走过来说："病人来急诊时呼吸困难还没那么严重，也就刚刚，突然剧烈起来了，极度缺氧，我看这个无创通气搞不定他。"

"怎么样，你们ICU有没有床，弄上去搞一搞，看能不能搞定？"老马问华哥。

"这病人病得的确严重。"华哥低声道。既然明确了是肺的问题，看样子非用呼吸机不可，如果再差一些，说不定还得用ECMO（人工肺）呢。

"先在这里做好气管插管再上去吧，接上转运呼吸机，才保险。"

华哥望着老马，斩钉截铁地说。

老马稍微犹豫了下，很快同意了华哥的意见。事实上，这时候如果直接上去，即便是只有不到5分钟的路程，也是险象环生，说不定在电梯里面病人就因为缺氧而停止了心跳。这样的教训不是没有过。有些看起来还行的缺氧的病人，半路上一颠簸，没到ICU心跳就没了，或者呼吸就没了，那就狼狈了，路途上抢救也不方便，患者是九死一生。

提前在急诊科完成气管插管，先上了呼吸机，再转运，可确保途中无忧。

护士快速准备好了气管插管相关物品，麻利地把呼吸机推了过来。

老马开始同病人谈话，说："因为你目前严重缺氧，肺部病变很严重，要想治病，必须要做气管插管后接呼吸机通气（有创呼吸机）。"

此时病人的呼吸状况没有丝毫好转，华哥看到他口唇、指甲都是发绀的，但好在神志还算清楚。他大概是由于呼吸太急促，没办法开口说话，听了老马的话，只是不停地点头，猛点头。

患者同意了！下一步就是谁来签字的问题了。"目前看他连说话都困难，别说签字了，"另一个医生凑过来跟老马说，"已经用病人的电话联系了他家属，家属说最快也要半天时间才能赶到广州。他们同意积极抢救。"

"口说无凭，万一出事了怎么办？"在场有人提出疑问。

老马当机立断，让手下的人做好气管插管准备，自己则出去给主任打电话。

挂了电话，老马回来了，大手一挥，说主任同意先给病人处理，救命要紧。

华哥作为会诊医生，一直在旁边看着，同时也在迅速反应，给自己所在的科室打了电话，说等下要从急诊科送来一个重病号，让护士准备好呼吸机接应。

多方人手同时动了起来。老马这边人手备好了，准备气管插管。插管前，先静脉注射了 5mg 咪达唑仑，作镇静用（否则很难将导管顺利插入气管）。

治疗过程中，经常有家属担心给患者用了镇静药会影响智商。一般情况下，这种担心是多余的。首先，正规合理地使用镇静药，不会有影响智力方面的副作用；其次，患者在某些紧要关头非用镇静药不可，不用会死，此时便没有选择的余地了。

但镇静药的确也有其他副作用，比如镇静过度会抑制呼吸，如果来不及上呼吸机，患者可能会因为停止了呼吸而缺氧致死。此外，镇静药也会导致血压低。但不管怎么样，该用的时候还是得用，出什么问题，医生会酌情处理，多数时候患者只要配合就可以了。

就在老马把喉镜置入患者口腔那一瞬间，奇怪的事情发生了！

老马神色紧张地喊了一句："天哪，里面都是血啊！"

这句话牵动了所有人的神经！

"口咽部都是血！"老马又高声喊了一句。

这怎么可能呢？如果真出了这么多血，患者怎么刚刚没有呕血呢，难道是新发的出血？华哥很诧异。

"赶紧负压吸引！"老马唤旁边的护士。

护士把吸痰管置入患者口咽，一瞬间哗啦啦的，只见吸痰管中不断有血液被吸引出。

"该不会是心衰肺水肿吧……"华哥嘀咕了一句。

心脏的功能是泵血，如果心脏衰竭了，血液泵不出去，或者说很难泵出去，那么多余的血液就会积聚在心脏。心脏的空间是有限的，总不能都堆积在心脏吧？所以多余的血液也会沿着心脏后方继续积聚下去。左心室后方就是肺静脉，肺静脉也会瘀血，如果瘀血严重，多余的液体（主要是血液的液体成分）就会漏出到肺间质、肺泡，甚至挤满了肺泡。这些液体会沿着气管以痰液的形式喷出，所以我们见到一些心衰的病人会咳出一些粉红色的泡沫痰，那就是血液，是红细胞和水分的混合物。

此时此刻，患者气道里面都是血液，会不会就是因为这个心衰肺水肿呢？华哥快速思考着。

但很明显，患者被吸出的不是粉红色泡沫痰，而是鲜红的血液！

来不及多想了。推了镇静药后，患者睡过去了，但呼吸还是比较急促，而且从心电监护上看到，血氧饱和度进一步降低了，意味着气道里的这些血液可能引起了气道堵塞、缺氧。

不管什么情况，必须先把气管插管置入气管，保证气道通畅，接上呼吸机，才有可能马上挽救患者生命。

华哥懂，老马当然也懂。

老马毕竟是急诊科老手，沉着冷静。充分吸引血液后，他快速把气管插管准确置入了气管。此时的操作，相当于提供了关键的生命线，建起了氧气的"高速公路"，高速公路的一头是呼吸机，另一头是患者的肺部。呼吸机的氧气可以直接通过管道打入患者的肺部，确保不会缺氧。见一切顺利，华哥也松了口气。

可就在大家都准备放松的时候，意外又发生了。

患者呛咳严重，大量的血液从气管导管口喷涌而出！

老马和旁边的护士躲避不及，上衣染成了红色，幸亏脸上没溅到。

护士尖叫了一声，但手中的吸痰管还是抓得紧紧的。

"赶紧吸痰！"老马催促。

其实已经不是吸痰了，是吸血，因为冒出的都是鲜血。

华哥也蒙了，这是什么情况，患者怎么会突然气道出血这么严重？

突然，华哥看到患者的脸色发绀更严重了，赶紧抬头看了一眼心电监护，此时血氧饱和度已跌至了80%！

大事不好了！患者可能被血液堵塞了气道，窒息了！

此时能做的，就是不停地负压吸引，最好能把血液都吸出来，保持呼吸道通畅。

患者严重缺氧，老马也发现了，立即接上了呼吸机，并且将模式调整到了纯氧吸入，试图靠呼吸机的帮助缓解患者的缺氧状况。

万幸，吸引出100mL多的血液后，患者呼吸窘迫终于缓解一些了。大概是因为气道凝血块被吸出来了，一旦凝血块堵死气道，患者必死无疑，即便纤维支气管镜下去，也很难把凝血块都搞出来。

呼吸机接上后，患者的呛咳缓解一些了，出血似乎也少了，情况似乎又有了好转。

然而片刻的放松过后，护士又叫起来了："马医生，病人心率慢了！"

华哥一听，后背都发凉了。

这样极度缺氧的病人，心率应该很快才对，因为心脏要不停地跳，不停泵血，才可能代偿。一旦心跳慢了，意味着身体已经极度缺氧，心脏即将停跳了。

"赶紧准备肾上腺素！"老马吼了一句。

肾上腺素，是一种强大的心脏激动剂，能兴奋心脏，收缩血管，提升血压，是抢救心搏骤停的首选用药。

药还没到位，病人的心跳迅速降至 0 次 / 分。

此时病人面无血色，呼吸也即将停止了……老马这下慌了，赶紧挪到病人右边，迅速进行胸外按压。其他人也忙着参与抢救，现场一片混乱。

是的，即便是经验丰富的急诊科，面对这个病人一再突发的情况，所有人也都措手不及。

老马按压了 2 分钟，这期间发生了室颤，老马又给患者进行了一次电除颤，终于把心跳"电"回来了，恢复了正常的窦性心律。

老马望着华哥，说："赶紧上去 ICU 吧，看看你们有没有办法止血，我估计患者心搏骤停还是里面有凝血块导致窒息、缺氧严重引起的。虽然现在患者体征稍微稳定一些，说不定等下又会出血，又有凝血块，又窒息了。你们赶紧想办法止住血。"

华哥请示了上级医生，也惊动了医务科。毕竟患者没有家属在场，又鬼门关里走了一遭，搞不好引起医疗官司。

医务科发话了，家属虽然还没来，但应尽一切努力救治。

病人最终还是转入了 ICU。

找到双肺变白的原因，又引起新的担心

患者为什么会发生心搏骤停？

真的是因为凝血块窒息吗？有没有别的原因，比如心脏本身的问题？

不好说，得一个一个排查。但最起码，摆在眼前的就是气道出血。

为什么会有气道出血呢，是重症肺炎引起的吗？有这个可能。肺部的炎症，侵犯了肺部血管，肺部血管一旦破裂，就可能造成大出血，血液会进入气道，奔涌出来。

不管什么原因，先止血总是对的。在呼吸机维持下，华哥和上级医生给患者做了纤支镜[1]检查，用了些止血药，好不容易把出血止住了。

---

[1] 纤支镜：纤维支气管镜的简称，适用于做肺叶、肺段及亚段支气管病变的观察，活检采样等，操作方法像胃镜一样，可以深入患者的气道，观察病变，同时处理病变。

患者终于转危为安。

折腾了这么久，终于把家属等来了。住进 ICU 的患者，上了呼吸机，还用了镇静镇痛药物。

第二天，患者的痰涂片结果出来了，吓到了所有人。

痰涂片检查是所有肺部感染患者的常规检查，目的是发现致病菌。判断是不是肺炎很简单，我们看看胸片就知道了。但又因为导致肺炎的细菌、病毒、真菌等有一大箩筐，到底是哪个细菌或是哪个病毒呢，谁也不能瞎猜，只能通过检查来确定。而痰涂片、痰培养就是此类检查中最基本的。如果在痰里面找到一种高度怀疑的细菌，我们就会考虑，说不定这家伙就是凶手。

现在的情况是，患者的痰涂片抗酸染色呈现阳性，而且是三个加号。抗酸染色呈阳性，往往意味着有结核分枝杆菌感染。

我们首先来了解什么叫抗酸染色。检验人员先用红色剂给细菌染色，然后用酸性的乙醇使其脱色，再用蓝色剂重新染色。多数细菌染了红色剂后都能被酸性的乙醇脱色，随后被染成蓝色。而结核分枝杆菌比较特殊，它含有分枝菌酸，能与红色剂牢固结合，酸性的乙醇不能将它脱色，也就无法再被染成蓝色。所以，结核分枝杆菌属于抗酸杆菌，所谓的"抗酸"，就是抗酸性的乙醇。所以医生一见到抗酸染色呈阳性，就立马想到结核分枝杆菌。

事实上，还有少数别的细菌也会有抗酸染色阳性，比如非结核分枝杆菌。但总体来说，最常见的抗酸染色呈阳性，原因正是结核分枝杆菌感染。

结核分枝杆菌，就是肺结核的罪魁祸首。

同一时间，患者的胸部 CT 结果也出来了，之前做了胸片，从中看到双肺白茫茫的，但胸片毕竟有局限性，看到的东西都是二维的，很多细节被掩盖了，只有 CT 才能看到更多细节，也看得更清晰。所以患者体征一稳定，华哥就推患者去 CT 室做了检查。

胸片和 CT 的区别在哪？举个例子，我们现在来观察一根香蕉的形状。肉眼只能看到香蕉的外表，看不到内在。而用 X 光成像看香蕉，就好像把香蕉拍扁了一样，你只能看到一张相片，相片会包含一些内在信息（比如里面长虫子了），香蕉的很多内在细节都重叠在这张照片上，尤其是空间上的细节，没办法区分开前中后。细节一多，看起来就更乱了。

虽然没办法区分细节，但最起码它能告诉我们，嗯，里面是挺乱的。这时候就要靠 CT 了。CT 就好像把香蕉一段一段切开，好看清楚每个横切面都有什么，都在哪个角落有异常，然后出来几百张图片给我们慢慢看。

通过三维重建功能，我们能把所有 CT 片综合起来，得出一个三维影像，这个影像将告诉我们，原来香蕉里面有虫子了，这个虫子距离前面 1cm，距离后面 0.5cm。而这个虫子，很可能从胸片上是没办法看到的，即便看到了，也没办法判断虫子的位置到底是靠前一点还是靠后一点。

患者的肺部，经过 CT 一看，状况依旧无比糟糕。更糟糕的是，影像科医生告诉华哥，这很有可能是肺结核的表现，"你看，这里还有一个空洞，说不定患者气道出血就是这个空洞的血管破裂造成的。"

患者的重症肺炎诊断终于清晰了，不是普通的肺炎，而是肺结核。肺结核也是一种肺炎，但肺结核太特殊了，有传染性，所以一般不称之为肺炎。肺结核虽归属肺炎大类，但治疗的药物不大一样，选用的抗生素不一样——肺结核必须选用抗结核专用的药物。

患者最终转去了传染病专科医院救治。转出去的时候，他的情况已经稳定很多了。

现在轮到老马和被血溅到的那个护士妹妹担心了。

还好历史和科学告诉我们，肺结核虽然是传染病，但是经过呼吸道传播的，而不是血液传播。也就是说，接触了患者血液，不意味着就会被传染。肺结核菌要进入呼吸道才可能引起感染，而当时所有人都扎扎实实地戴了口罩，一般情况下，都是安全的。

老马现在依然活蹦乱跳，足以证明那时候的担心是多余的。

妻子昏迷的真相，藏在"难言之隐"里

患者病历

基本信息	女性，38 岁	
主诉	昏迷，近两日有咳嗽、发热	
病史	二胎分娩大出血	
会诊科室	神经内科、呼吸内科、ICU	
关键词	低血糖	
	癫痫	
	垂体卒中	

无缘无故的昏迷，不能只考虑低血糖

下面要讲的这个病例，让急诊科老马医生栽了跟头，他现在回想起来，依旧胆战心惊。

患者是一名 38 岁女性，被 120 车送回急诊科的时候已经昏迷了。伴同前来的是患者的同事，一个差不多年纪的女性，我们姑且称之为 B。

"什么时候开始昏迷的？"老马医生问患者同事 B。

"这几天她都不是很舒服，今天一大早，我们开完早会，她就从椅子上摔下来了，吓了我们一跳，扶起来的时候已经不省人事了，脸色苍白得可怕。我们有同事怀疑她低血糖，给喂了些巧克力，但她已经吃不下去了。后来有人叫了 120 车，就送来医院了。"B 边大喘气边说，看得出她的确很紧张。

急诊科医生经常在生死边缘行走，什么大风大浪都见过，当然不会害怕。但普通人，见到自己平日熟悉的同事突然倒在自己面前，还是难免惊慌失措的。

"病人的确有低血糖，我们在 120 车上给她扎过手指了，血糖 1.8mmol/L，"出车的年轻医生跟老马汇报，"我们已经给静脉补了 40mL 高糖（50% 葡萄糖注射液）。"

患者的血糖值这么低（正常空腹血糖值范围为 3.9 ～ 6.1mmol/L），显然是低血糖了（此次检测并非空腹血糖，而是随机血糖，但任何时间点，血糖低于 2.8mmol/L 都是不正常的）。出车的医生给现场补了葡萄糖是很正确的做法，如果不及时补充葡萄糖，患者长时间低血糖会导致大脑因缺少糖分而受到损伤，这可能会致命。再者说，一个昏迷的病人已然不配合吞咽了，你想喂她吃巧克力当然不可能，这时候只能靠静脉注射来补充糖分。

"补完葡萄糖后有没有复查过血糖？"老马医生一边推病人进入抢救室，一边问出车的医生。

"刚刚量过了，血糖还是偏低，只有 3.7mmol/L。"年轻的医生回复老马。老马在急诊科平时都是不苟言笑的，这时候碰到危重患者，年轻医生也害怕自己做得不够、说得不对，回答问题都战战兢兢。

"你做得很好，这里交给我吧，辛苦了。"老马体谅年轻人的难处，拍了拍他的肩膀，给了他一句安慰。

患者被抬上抢救床后，老马的眉头就开始紧皱起来了。

患者昏迷的原因是什么呢？低血糖是明确存在的，但是不是真的只因为低血糖呢？如果真是低血糖导致的昏迷，那么补完葡萄糖理应及时醒过来，但患者目前仍然是昏迷状态。由她同事提供的信息来看，从患者昏迷到现在，已经过去半个多小时了。这可不是什么好事情。

"患者出事前，有没有说哪里不舒服，有没有说心跳快、无力、出汗这些低血糖表现？"老马继续追问患者同事 B，试图问出一些可靠的关键信息，但 B 的回复显然让老马失望了。B 说："没有啊，我们都还没反应过来，她就倒下了。不过我知道她这两天都有些咳嗽，昨天好像还有些发烧，但听说不是烧得很厉害，谁也没想到她会倒下。"说完后，她的嘴唇还有些轻微颤抖。

"患者家属呢？你们帮忙通知了吗？"老马问 B。B 说已经通知患者老公了，正在赶过来的路上，估计不用半小时就能到。

老马看了看时间，转头又看了一眼患者，此时护士已经把心电监护给她接上了，一些基本数据也测出来了——血压90/50mmHg，心率89次/分，呼吸25次/分，血氧饱和度95%。患者血压偏低，这不是好兆头，说明患者此时已经休克了，虽然目前不知道休克的病因。

老马跟B说："现在等不了她家属了，我们必须马上送她去做个颅脑CT，看看有没有脑出血。一个人无缘无故突然倒地昏迷，脑出血是绝对要考虑的。我简单看了下病人，双侧瞳孔还是对称的，四肢肌力、肌张力检查不是太配合，没办法排除脑出血或者脑梗死的可能，必须做CT。如果颅脑CT看到有脑出血，说不定还得手术。这个病不能耽误，如果患者是脑出血，多等半小时就可能要她命了。"老马斩钉截铁。

"可是，我怎么签字呢？我不是她家属啊，"B愁眉苦脸地说，"再说，这个事我也负不了责啊，要不我打电话问问她老公好不好？我认识她老公的。"

老马顿了一下，说："也好，你先打电话，我们这边准备着，等他回复可以做了，我们马上就过去。"

在怀疑患者是因脑出血导致的昏迷之前，老马考虑的是因低血糖昏迷，但患者为什么会发生低血糖呢？既往有什么疾病吗？有没有糖尿病，是不是吃过降糖药或者用过胰岛素？这些信息B都没办法回答。

之前 B 还提醒老马，会不会是患者没有吃早餐就工作了，所以导致低血糖。老马否定了这种可能性，正常人低血糖会有很严重的反应的，心慌手抖等，但凡是个清醒的活人，这时候都会去找东西吃来补充能量，不会傻傻等到昏迷发生的。

除了低血糖，肯定还有别的原因。老马的直觉告诉他自己。

"患者体温 38.5℃，发烧了。"护士量了体温，告诉老马。

老马嗯了一声，随着收集的信息越多，患者昏迷的原因也越来越复杂。有发热，一般意味着有感染，常见的感染部位是肺部、泌尿道、消化道等。老马用听诊器听了患者双肺，发现左下肺似乎有些湿啰音，这提示左下肺可能有炎症。若真是有肺部炎症，也刚好与 B 提供的信息吻合，B 说患者这几天有咳嗽，还有发热，现在看来，患者可能有肺炎。

"难道是肺炎引起的昏迷吗？"出车的年轻医生问老马。他看患者病情不稳定，一直没走，一边在盯着心电监护看，一边也在仔细检查着患者。

"不好说，不大像，"老马沉着声音回了一句，"如果真的是肺炎引起的昏迷，那么患者的肺炎必定很严重，虽然未必会有很明显的咳嗽、咳痰症状，但患者必定会有明显的缺氧表现，才会出现缺氧昏迷。但现在我们看到患者在吸氧浓度很低的情况下，血氧饱和度还能升至96%，这不大说得通。"

年轻医生点头，赞同老马医生的分析。

如果不是肺炎，那为什么患者的血压会偏低呢？90/50mmHg 的血压不算太低，但是也是休克血压了，患者肯定是有其他问题的。老马暗自思忖。

老马还有很多问题没想明白，但他并没有直接告诉年轻医生。

如果患者的肺炎很严重，那一切都解释得通了。老马这回把矛头指向了肺炎，同时也在等待患者家属回复是否同意做颅脑CT以排除脑出血。

如果家属同意做颅脑CT，必定让他同意把胸部CT一起做了，好进一步了解肺部情况。但在等待CT之前，患者可以先做一次床边胸片。床边胸片是让放射科的医生过来床边做的，不需要冒险推患者出去，很安全。因而这个检查无须经过家属同意，可以马上做。

老马让年轻的医生联系了影像科，让他们现在过来帮忙做个床边胸片，同时让护士抽了几管血，做常规检查。

患者血压偏低，不管如何，先补点液体再说。

血压太低，通常有几种可能。其中一种是人体内血容量缺乏，还有一种是血管舒张很明显。所以，常规补液扩容是抗休克的好办法，除非患者有严重心衰。长时间血压过低，会大幅减少大脑血流量，造成大脑缺血、缺氧，这是大家都不愿意看到的结果。所以，无论如何，都要想办法把血压搞上来再说。

如果补液效果不好，就直接用血管活性药物，比如去甲肾上腺素，它能直接收缩血管，起到升压作用。老马早就做好了准备。

不用等老马吩咐，年轻的医生已经给患者做了心电图。这是第二次做心电图，第一次是在车上做的。前后两次心电图对比，没什么大变化，也没有发现急性心梗图形，老马放心了。

这个年纪的女性突然昏迷发病，其实不大可能是心梗，但急诊常规都要做心电图，不怕一万，就怕万一，做了心电图会更加心安。

"医生，同事老公同意做 CT。他很快就到医院了，说让你们先做 CT。"B 打完电话后，找到老马说。这时候负责床旁胸片的医生已经过来了。老马决定先做完床边胸片，再去做 CT。

床旁胸片出来了，提示左肺有问题。"左肺有明确的渗出改变，看起来是有肺炎，但不是很严重，不至于引起昏迷啊。"老马嘀咕了一句。

胸片结果大大减轻了肺炎引起昏迷的嫌疑。做完床旁胸片后，老马立即让几个护士帮忙准备转运患者，同时电话告知了 CT 室，准备将患者送过去做颅脑 CT，同时也要扫描胸部，以防胸片看得不清晰。

安排妥当后，老马又想了一下，还是让年轻医生给医务科报个备，说病人家属还没到，我们先给患者做 CT 了。这么做看似多此一举，但老马自有他的道理。一般情况下，医院的"先查后奏"家属都会理解的，但万一遇到难缠的家属，说还没有签字同意转运就把人推过去，万一路上出了问题就麻烦了。所以，跟医务科提前打个招呼，得到批准，会安全很多。

老马、同事 B 和两个护士一路护送患者去了 CT 室，做头颅和胸部平扫。

如果不是严重的肺炎引起的昏迷，那就可能是脑袋有问题，比如脑出血、脑梗死，应该不仅仅是低血糖。老马此刻内心是这样想的。

CT 几分钟就做完了，虽然报告还没出来，但是老马自己看了片子，患者的大脑干干净净，没有出血，没有明显脑梗死，也没有肿瘤病变等异常情况。就连肺部，也只有一点肺炎，真的不算太严重。

更严重的肺炎老马都见过不知多少，都没有直接发生昏迷的，而且患者缺氧症状也不是太明显，所以导致昏迷的原因应该不是肺炎。

如果不是肺炎，那会是什么呢，难道真的单纯是由于低血糖，还是有别的原因？

时间太短，老马来不及想太多，病人已经被推回抢救室。当前的情况急诊科已然搞不定了，老马想到要找人会诊，分别找了神经内科、呼吸内科和ICU。

关键时刻，单枪匹马是不行的。尤其在医疗行业，再能干的人也不敢托大。你想不到的，别人兴许能想到。再说了，术业有专攻，昏迷毕竟属于神经系统疾病范畴，说不定神经科会有更全面的考虑。

老马再次询问了B，病人昏迷的时候有没有双眼上翻，有没有抽搐、口吐白沫等情况。

癫痫患者发作时，大脑由于异常放电，会产生大脑功能障碍，就好像家里面的线路短路一样，一下子整个屋子都黑了。一旦大脑发生功能障碍，人可能会马上倒地昏迷，多数时候会伴有口吐白沫、抽搐、双眼上翻等典型表现。如果现场目击者能提供这些病史，那么诊断癫痫就很可靠了。

但B的回复又让老马失望了。B说患者倒地的时候没有上述表现，而且以前也没听说过患者有羊角风（癫痫），她自己本人也没提过，应该不是吧。

老马一下子又陷入了思维僵局。

病危通知都下了，感染灶依旧是个谜

目前患者突出的表现有三个：昏迷、低血压、低血糖。嗯，还有第四个，不算严重的肺炎。

本来以常理推之，如果患者肺炎严重的话，是完全有可能导致低血糖、休克、昏迷的，这样的肺炎我们称之为"重症肺炎"；若细菌在肺内兴风作浪，甚至入血，引起感染播散，出现休克，就叫"感染性休克"。感染性休克是肺炎的最危重阶段，随时有可能一命呜呼。

但 CT 明确告诉老马了，肺炎真的不严重。

这时候，患者老公终于来了。他冲入了抢救室，紧紧握住病人的双手，眼泪唰的一下就下来了。男人转过头问老马，他妻子到底是什么原因会这样。老马刚好也有很多疑惑，暂时没回他的话，直接反问他："患者这几天在家有没有异常？是不是咳嗽发烧得很厉害？"

病人老公擦了眼泪，说他老婆这两天有些发烧，以为是感冒了，有点咳嗽，不太严重，就买了些冲剂，吃了后也退烧了。

老马听到家属的描述，似乎又有了些头绪。

患者自己买了药吃，会不会由于剂量过多而导致药物中毒，比如因出现肝衰竭、肾衰竭而昏迷？这样的例子并不罕见。很多感冒药成分中都含有对乙酰氨基酚，这是个退烧药，本身很安全，但是如果过量使用，真的可能引起肝衰竭。

老马还没来得及激动，又被现实打脸了。护士把化验单结果拿了回来，老马一看，肝肾功能基本都是正常的。老马不动声色，继续思考着患者的病情。

患者肝肾功能显示都是正常的，所以肝肾功能衰竭这个推断也不成立。

"患者既往有什么疾病吗？"老马试图问清楚患者老公，希望能得到更具体的细节。

"没有，没有，她一直以来都很健康。"病人老公红着眼睛说。

这时候，神经内科医生来了，了解情况后，表示不排除脑梗死的可能。患者昏迷时间较短，说明发病时间也不长，这时候做颅脑 CT 是看不到有没有脑梗死的，要做头颅 MRI 才好。但是 MRI 做的时间比较长，要将近 20 分钟，太危险了，患者目前这个血压，待在 MRI 室随时有可能出大问题，所以现在不可能去做 MRI。

"可以明天再复查颅脑 CT，"神经内科医生说，"过了 24 小时后，如果真的有脑梗死，那么相应的坏死脑组织就会在 CT 上显示出来了。"

颅脑 CT 为何有时不能迅速识别脑梗死？如果患者发生脑出血，血液由破裂的血管流出来，会直接流淌在脑组织上，或者占据一个空间。因为血液是高密度的，这时候做 CT 就能看到这部分出血液，知道是脑出血。但如果患者得的是脑梗死，即因为大脑某根血管被血栓堵住了，血液过不去，大脑细胞会缺血、缺氧甚至坏死，但短期内结构上还没有显著改变，所以此时 CT 看不出来，必须要在 24 ～ 48 小时后，CT 才能看到大脑组织坏死灶。

大家正商量着，呼吸内科医生也来了，说肺炎的确不严重，不大可能是肺炎引起的感染性休克。但患者的确有发热，而且感染指标测出来了，偏高，血白细胞总数为 $1.2 \times 10^9/L$ [正常范围（$4 \sim 10$）$\times 10^9/L$]还是要警惕感染可能。要检查患者体内有没有其他部位的感染，比如腹部和泌尿道。

呼吸内科医生的思路老马是认同的，但是患者腹部表现不突出，没有腹部疼痛，也没有腹胀、腹泻，整个肚子摸起来也是很软的。如果肚子里面的器官真有问题，比如有胆囊炎、胆管炎、胰腺炎、肠穿孔、肠梗阻等，那么这些疾病都会有炎症，会刺激腹膜，引起腹膜紧张，这时候医生触摸患者肚子，就会觉得整个肚子都是硬邦邦的，好像一块木板一样，我们称之为板状腹。

但患者没有。

为了进一步排除腹部问题，老马还叫了 B 超医生过来，专门查看了腹部情况，胆囊、胆管、肝脏、肾脏、胰腺都是完好的，没有明显异常。

"那就没辙了。"几个会诊医生说，虽然感染灶不明确，但考虑还是感染可能性大，抗生素肯定要用的，而且要用就用最好的，力求短期内控制感染，否则感染扩散就麻烦了。事实上，患者可能已经感染扩散了，因为人已经休克了。

"患者病情很严重，随时有生命危险。"老马不得不给家属告病重。

患者老公拿到病危通知书，整个人都蒙了，实在不敢相信原本这么健康的一个人，突然就快不行了。

"患者病情很重，而且目前诊断不是很清楚，要去 ICU 监护治疗。"老马继续跟家属说，同时让人打电话给 ICU，让对方快点派人下来评估患者。

ICU 华哥接到老马电话，嘟囔了两句就下来了。这是华哥为数不多的在白天而不是夜间被老马找到。

华哥到了急诊科，见到老马正在跟家属谈话，就先进入抢救室看病人了。

患者此时已经用上了升压药去甲肾上腺素，还好用的量不大。华哥目光扫过几个微量泵、床头的心电监护，还有昏迷了的病人。

老马中断了跟家属的谈话，闪身进了抢救室。

"这是个麻烦的病人啊！"老马苦着脸说，"昏迷，休克，原因暂时不明。"他把所有的化验资料都递给了华哥。

急诊科和 ICU 就是一双难兄难弟，在整个医院里面，这两个科室是比较亲密的，或可加上麻醉科。为什么？因为这三个科室有很多交叉的知识点，比如危重症患者的管理，比如气管插管，比如深静脉穿刺等，这些共同基础决定了这三个科室的关系会比较好，尤其是在抢救心搏骤停的患者话题上，他们格外"聊得来"。

老马把之前分析的所有可能性都简短地跟华哥说了一下，华哥听完后，也是丈二和尚摸不着头脑，看起来患者的问题是感染，但是感染灶不明确，也的确不像是在肺部，但其他部分又没有明确的感染迹象。

是个难题。

"患者目前血压不好，随时可能进一步加重，还是先去 ICU 看看吧。"老马说。

"血糖现在多少了？"华哥问。

"刚刚给扎了手指，血糖已经升至 7.4mmol/L 了，已经正常了，"老马说，"但人还是没有清醒过来。我估计不是低血糖导致的昏迷，说不定是别的原因导致了低血糖，同时导致昏迷。患者虽然血糖纠正了，但是病因还在，所以仍然昏迷。"

华哥沉思片刻，缓缓点头，同意老马的分析。

"去跟家属聊两句吧，家属还是比较积极的。先收进 ICU，你们看看能不能解决问题。"老马催华哥。

华哥嗯了一声，出去跟病人老公聊了聊，告诉他，目前患者病情危重，血压低，有休克，但原因不明，可能是感染，也可能是别的问题，得先密切监护治疗，一边检查一边治疗，说直白点，就是摸着石头过河。

"不能保证能治好，但肯定会全力以赴。"这些话都是套路了，华哥一字不漏告诉家属，然后向家属交代了 ICU 的收费、探视等问题。

患者老公并不抵触 ICU，相反，他认为 ICU 是救命的地方，所以没有丝毫犹豫，也表示暂时不考虑费用的问题，先上去再说。"费用问题不用担心，我们会想办法的。"他表态。

患者收上了 ICU，老马也松了一口气。"有什么结果跟我说一声！"临走前他叮嘱华哥。

上了 ICU 后，华哥请示了科主任，让领导进一步评估了患者情况。

ICU 医生内部也展开了讨论，有人认为是肺部感染引起的，之前也有过肺部感染看起来不严重，但引发了休克的病例，故而不能排除这种可能；有人认为，不是肺部原因，而是另有他因，比如特殊病原体感染，或者可能存在传染病等，需要进一步检查，比如进一步做腹部 CT，还有血培养等；甚至有人说，要马上做病原微生物高通量基因检测。

不管如何，大家的意见是一致的：摸着石头过河。虽然病因暂时不是特别清楚，但是治疗不能放缓。

抗休克治疗是 ICU 的强项，但这次，ICU 的强兵勇将们失利了。

当天晚上，患者呼吸急促，血氧饱和度急剧下降，真的到了生死关头。

华哥值班。

这下真的是糟糕透了，患者本来诊断就不是特别清楚，现在又发生了呼吸衰竭。难道真的是肺部感染引起的吗？肺部感染真的进展了吗？

不管什么原因，先气管插管接上呼吸机，给足氧气保住命再说。华哥找了家属谈话，说要马上气管插管。

"插管痛苦吗？"病人老公很是紧张焦虑。

"不会的，病人是昏迷状态，不会觉到疼痛的，"华哥安慰他，"即便有痛苦，如果我们不上呼吸机，她可能今晚都熬不过，所以，还是要插管。"

"那就插吧。"他终于做了决定，长出了一口气。

插了气管插管，接上了呼吸机，患者的呼吸稍微好一些，但血压变得更低了。

真是屋漏偏逢连夜雨。患者血压低的原因很多，说不定是感染加重了，也说不定是上了呼吸机的原因，也说不定是有"幕后黑手"在主导这一切……一切都是未知数，只能尽全力先保住性命。

华哥那天担心着患者的安危，根据病情随时调整治疗，整晚都没有睡。

第二天，患者被推去做了很多检查，包括腹部 CT、颅脑 CT、胸部 CT。此时转运出去做 CT 当然是很危险的，因为患者还是昏迷状态，并且戴着呼吸机，血压还需要升压药维持，说不好在路上一颠簸，心跳就没了。但不去做也不行啊，不搞清楚情况，盲目治疗，患者也是等死。

与其等死，倒不如冒险多获得一些信息，说不定能有些眉目。这的确属于临床治疗当中的难点，这也再次验证了那句话：医生和病人是同一条战壕里的战友，大家的目的是一致的——保住生命。

可惜了，这次冒险没有什么大的回报。颅脑 CT 还是正常的，腹部 CT 也基本没有发现异常，胸部 CT 也只是说肺炎稍有进展，还不是太严重。

这委实让华哥感到郁闷，只能继续想办法、分析病情，希望能找到新的突破点。

这天中午，家属探视。患者老公盯着探视屏幕，忍不住眼睛又红了。一个八尺男儿，在华哥这个陌生人的面前，几度落泪，看得出他们夫妻感情很深。

他说，妻子那几天不是很舒服，自己就让她好好休息，不要上班了，但她不听，不想请假，还是去了公司，如果自己坚持不让她去，她可能也不会发生这样的事情……

华哥不知道该怎么安慰他，只能说，希望能尽早找到病因，尽早让她清醒过来。

末了，病人老公又说："几年前我们找过算命先生，先生说当时那个劫难如果能熬过，那她能活100岁，想不到这次又遇劫了，我相信她会跨过去的……"他说完后，抿着嘴唇，似乎在祈祷。

"我们只看数据，看检查，"华哥说，"算命的东西也当不得真，但不管如何，我们都会全力以赴的。我们也希望她能够转危为安。"

"那次她就差点没熬住……"他说，"出了很多血，也输了很多血，我们几兄弟都去互助献血了，否则血都不够用。"

华哥有点纳闷，什么病出这么多血，车祸还是什么？

他欠了欠身子，有点不大自然，似乎有点别扭，但终究还是说了："3年前生二宝的时候，她难产，出了很多血，总共输了5000mL血，差点就过不来了。那次我就找了高人，高人说了这句话，我们都很信，她也很信。"

他说完后，神情黯淡。

"分娩大出血是很凶险，以前很多妇女都是这样就没了，现在医学进步了，多数人都能熬过来，顺利过来就好了。"华哥对患者表示了同情。

丈夫的坦白证实了医生的猜测

次日早交班，华哥把患者老公说的事情跟科主任描述了一遍，说患者以前发生过分娩大出血，身体素质可能比较差……

华哥话还没说完，科主任就打断他了，让华哥再说一遍。

华哥愣住了，以为自己讲错了，但既然主任要求，便又重复了患者家属的话，甚至把算命先生的话都分享出来了。在场医生们听了之后哄堂大笑。

但科主任没笑。

相反，他的眉头紧皱着。

华哥捕捉到了这个细节，不知道科主任在想什么，以为是在悲悯患者的病情。

"你们用过激素了吗？"科主任突然发话，问华哥。

华哥怔了一下，说："还没用。我们考虑患者感染性休克，但血压还行，用的升压药剂量不是很大，所以就没有用激素（糖皮质激素）。"

感染性休克的治疗，激素不是必要的。但如果患者血压扛不住了，要靠很大剂量的升压药来维持，那就可以尝试加用激素，说不定会有一些效果。注意，这里指的不是戏剧性的神奇效果，患者并不会因为加了激素而起死回生。

"给她用上氢化可的松吧。"科主任说。

大家正思考为什么，科主任直说了："患者几年前分娩大出血，当时非常有可能引起了垂体卒中。垂体卒中你们现在可能见得少了，我们那时候见得可不少。垂体卒中的患者，以后遇到感染，非常可能发生垂体危象。"

"你们觉得这个患者像不像垂体危象？"科主任这时候眯着眼睛笑了笑，额头上、眼角边的皱纹暴露无遗，这些可都是经验的积淀。

科主任这短短一段话，犹如醍醐灌顶，所有人听罢都陷入了沉思。

垂体是大脑里面的一个小结构，它会分泌很多激素，这些激素会作用于身体的靶器官，比如肾上腺、甲状腺，刺激这些器官分泌相应的激素，比如甲状腺素、肾上腺素等。

举个例子，垂体好比师长，肾上腺、甲状腺好比旅长，垂体的地位是比肾上腺、甲状腺更高一级的。师长（垂体）给旅长（肾上腺、甲状腺）发个口信（垂体分泌的激素），让旅长派兵（肾上腺素、甲状腺素）作战，一级一级指挥下去，道理就这么简单。

当发生外伤、大手术或者分娩大出血等危急情况时，尤其是发生分娩大出血时，垂体会由于缺血、缺氧而导致功能减退，那么患者体内的激素（比如上文提到的甲状腺激素、肾上腺素等）就会相应减少。这些激素对于维持人体正常活动机能是非常关键的，缺乏这些激素，人体会产生一些异常表现，比如疲劳、衰弱、消瘦、畏寒、便秘、毛发稀疏脱落、皮肤干燥、认知迟钝、性欲减退，女性可能会闭经，等等。这些急性综合征就叫作垂体卒中。而由分娩大出血引起的垂体卒中又叫席汉综合征（Sheehan syndrome），这是由一个叫席汉（Sheehan）的人于 1937 年首先命名的疾病。

由于垂体分泌的激素是维持人体机能和应激的重要物质，当有感染发生时，细菌或者病毒入侵，人体要应激，就必须要加大激素的分泌量。而如果垂体功能减退了，那么这些激素就会显得更加缺乏。一旦这些激素分泌不足，人体机能就会迅速紊乱，最明显的表现是血压下降，出现休克，还可能出现低血糖、低钠血症等。这就叫垂体危象。

"垂体危象一旦发生，如果不能及早识别，患者性命堪忧。"科主任用低沉的声音说了这一句话。他想起自己十多年前的教训，仍然心有余悸。

华哥听完主任这一席话，才恍然大悟：难怪昨天给患者做股静脉穿刺时，发现患者阴毛那么少，都无须用剃刀备皮。当时还在纳闷，患者年纪不大，怎么毛发就这么稀疏了呢？仔细想来，患者还真有皮肤干燥表现，自己还以为是休克导致的皮肤干燥。

如果真的是垂体危象，患者缺乏这么多激素，就必须马上补充各种相应激素了，其中最先要用到的就是糖皮质激素。华哥心想。

"你去问问家属，看看患者是不是上次大出血后就容易畏寒、疲乏、人没精神。另外，可以试探问一下，患者是不是性生活方面有障碍了。"科主任给华哥下达了任务，同时指挥其他人，先完善激素方面检查，再着手安排患者做头颅 MRI 检查，看看垂体是不是有问题。

其实颅脑 CT 也能看到一部分问题，但 MRI 会看得更清晰。

华哥听了科主任的话后，异常激动，心想患者这回可能有救了。患者的问题压根就不是感染性休克。没错，从检查结果上看的确有感染，的确有肺炎，但也的确不是肺炎引起的休克，而可能是肺炎诱发了垂体危象！血压低就是垂体危象的表现，昏迷也是表现之一！

华哥即刻把家属喊来，问了主任提出的几个问题，患者老公给的答案，终于让华哥心花怒放。当问到是不是性生活方面有障碍时，家属起初有点难为情，后来还是据实说了，的确如此。自从生了二宝后，他们就很少有性生活了，按理说这个年纪的女人不应该啊，但因为一直不好意思，所以没有去深究。殊不知，这正是垂体卒中的一种表现。

当天下午，患者做了头颅 MRI 检查，结果也证实了这一点。其实，本来颅脑 CT 也有所显示，但因为当时所有人关注的重点都不在垂体上，看片的医生有些看漏，再加上 CT 看得不是特别清楚，所以当时没有报告垂体有问题。

血激素结果也回来了，相应的激素的确水平非常低。

自此，诊断已经明确。华哥已经把糖皮质激素给患者用上了，心想着，看来算命先生也没说错，她这次难关估计又可以扛过了。想到这，华哥不由得喜形于色。

但事情依然没有结束。

第二天回来上班时，值班医生说，患者昨晚差点没了。

华哥一听，眼珠子都要凸出来了，连忙问怎么回事。值班医生说："患者昨晚连续发生三次室颤，差点就死掉了。"

华哥的心提到了嗓子眼，虽然他知道患者已经扛过来了，但这个消息还是让人毛骨悚然。怎么会这样呢？

室颤，就是心脏乱跳，跳得一点规律也没有，而且动力也不够。正常的心脏跳动是非常强劲有力的，这样才能把血液泵出去。但发生室颤时，心脏跳动得就好像虫子蠕动一样，不可能形成有效的泵血。不用几秒钟，人就会昏迷，然后死掉。

至于这名患者为什么会发生室颤，后来大家分析了，可能是患者长期存在甲减（甲状腺功能减退症），激素的缺乏也会导致心脏的病变。

还好，都挺过来了，经过值班医生的电除颤、胸外按压等抢救，配合服用抗心律失常药物，患者惊险地度过了最艰难的那个晚上。

患者继续用糖皮质激素治疗，后来还用了甲状腺激素，华哥眼看着患者的血压一天一天转好，逐步减少了升压药剂量。患者血糖也终于平稳了。

在住入ICU第5天，患者终于清醒了。之后，顺利撤掉了呼吸机，拔除了气管插管，停用了升压药。

"扛得过上次那关，能活100岁。"看来，这算命先生说的也不全是瞎话。

"其实我也真心希望他不是胡说的，"当华哥把结果告诉老马后，老马眯着眼睛笑着说，"另外，还有一句，这次多亏了你们主任，姜还是老的辣。"

服用降压药长期没效果：
可能是其他疾病的锅

	患者病历	
基本信息	男性，62 岁	
主诉	头痛，胸闷	
病史	高血压	
会诊科室	心内科、ICU、外科	
关键词	心搏骤停	
	嗜铬细胞瘤	

中老年人头痛不是小事

62岁男性病人，半夜来看急诊。

"如果不是头痛得厉害，我死都要熬到第二天再来医院，半夜三更来急诊太折腾人了，不仅折腾自己，还折腾儿子。"病人愁眉苦脸地说。陪同在旁的儿子则一直安慰他："有病早治总是好的，治好病明天就可以回家了……"

"头痛的原因太多，明天能不能回家还是个未知数。"急诊科老马医生不紧不慢地说了一句"不合时宜"的话。这话音刚落，他瞟到患者本已痛苦的面容上更添愁容，于是话锋一转，说："也有很多看起来很严重的头痛，痛起来要命，但事实上可能没啥，可能就是个偏头痛或者其他别的小毛病。"

"来，量个血压。"老马说。

"我们在家量了血压了，比较高，有180/110mmHg。"病人儿子说，并表示量完血压也吃了降压药。

老马嗯了一声，没再说话，重新给患者量了血压，190/110mmHg，还是很高。老马问家属："你给病人吃了什么降压药？看起来没啥效果啊。"

"硝苯地平缓释片。平时在家都吃这个。"病人自己说。他虽然头痛，但是大家的对话他还是听得清清楚楚的。

"痛了多久？"老马隐隐觉得有些不妥，想问清楚一些细节。

病人儿子说："以前偶尔也会痛，但这次最严重，大概凌晨2点开始痛，现在 3 点了，痛了差不多 1 小时。"

长年奋战在急诊一线的老马，眼光自然敏锐。眼前这个 60 多岁的老人家，有高血压病史，半夜三更突然头痛起来，痛得还很厉害，加上血压这么高，吃了降压药效果都不好，最担心的是什么呢？自然是脑出血或者脑梗死，尤其是蛛网膜下腔出血（很多蛛网膜下腔出血的患者都表示头痛难耐）。要知道，脑出血本身会引起血压高，而这么高的血压反过来也可能会导致脑出血（蛛网膜下腔出血也是一种脑出血）。所以，万万不能大意。

老马给自己提了个醒，去年一个高血压头痛患者猝死的场景还历历在目，尸体解剖证实死因是蛛网膜下腔出血。

老马真害怕眼前这个患者也是脑出血，所以老马特意询问他有没有肢体乏力、偏瘫等表现，并仔细观察患者有没有口角歪斜、鼻唇沟是否对称等，甚至还要患者伸出舌头看看……老马并不是像中医一样要看患者的舌头，而是单纯想看看患者伸出的舌头能不能居中。正常人舌头伸出来是居中的，因为控制舌头左右两边的力量是对等的，但如果患者有一侧脑出血或者脑梗死，有一边舌头力气不够，那么舌头伸出来是会偏向一边的。

患者伸出的舌头位置居中，但这仍不能打消老马的疑虑。

患者年纪这么大，高血压这么多年，半夜突然头痛绝对不是普通的头痛。多年的经验使得老马非常相信自己的直觉。在做完相关体格检查、询问完相关信息后，老马决定让患者做一个颅脑 CT。

听到要做 CT，患者自己首先嚷嚷起来了："不就是一个头痛嘛，至于做 CT 吗？听说那玩意辐射挺大。"

他儿子则赶紧回复老马，说："做做做，做个 CT 检查一下也好。"说完后回过头跟自己父亲说："不做 CT，半夜来急诊干吗？肯定是检查清楚会更好一些、更放心一些。如果有事就早发现早处理，如果没事就最好，当成体检了。"显然，这是个很会劝长辈的儿子。

"看来还是年轻人懂事。"老马把到嘴边的话吞了回来，没再说什么，直接开单让患者去做 CT。做 CT 前，还是依常规做个心电图。其实这个心电图纯粹是为压惊做的，患者的临床表现不像心肌梗死等问题。

心电图结果出来了，老马一看，好的，没有太大问题。

老马吩咐患者坐推车去做 CT，情绪不要太激动，以免影响血压，做完 CT 回来再吃片降压药。本来老马打算给他吃了药再去检查，但拿药回来还要耽误点时间，转念一想，还是先做 CT，万一有问题，还能早几分钟发现。

事实上，老马觉得患者的问题不大像脑出血，因为患者很清醒，言语很流利，四肢活动都很顺畅，典型的脑出血表现不是这样的——要么是昏迷了，要么是说不了话或者说话不利索了，要么是肢体瘫痪或者乏力……哪有这么精神的脑出血患者？

但凡事不能说绝对，好端端的脑出血患者他老马也不是没见过，每个人对症状的耐受是不一样的。有些人即便胃穿孔了也不觉得很痛，仅仅是觉得有点不舒服而已。

所以，还是做颅脑 CT 稳妥点。

CT 做完了，没啥事。有点脑萎缩，还有点腔隙性脑梗死。

病人儿子担心地问老马："什么叫腔隙性脑梗死，严不严重？"

"腔隙性脑梗死，就是很小很小的脑部血管闭塞后导致的脑梗死。名字听起来吓人，但其实不严重的，不用担心。"平时，急诊科忙得跟战场一样，哪来那么多闲情给家属一一解释，老马是见他好说话，才耐着性子给他解释了一番。

"有高血压的老人家，一般做 CT 或多或少都会看到腔隙性脑梗死，不碍事的，好好控制血压、控制血糖就行了。他的头痛跟这个脑梗死也没啥关系。"老马继续说。

"颅脑 CT 给我们最重要的信息就是没看到脑出血，我们就可以放心了，"老马又说，"既然没有脑出血，那么你爸爸的头痛可能跟血压升高有关系，把血压降下来可能就会舒服一些了。"

可就在这时候，患者情况突然发生了变化。

患者指着自己的胸口，跟老马说："医生，我感觉胸口有点闷，似乎有点喘不过气。"

老马本来紧绷着的心弦已经松开了，听到患者这么一说，内心又咯噔了一下。本来胸闷是再寻常不过的症状了，但老马始终觉得这个病人是有尚未发现的大问题的，所以他的每一个主诉都会牵动老马的心。

老马说："可能跟你的血压高有关，我已经让护士拿降压药回来给你用了，如果吃了降压药还是不行，我们就要静脉用些降压药了。血压肯定能降下来，放心。"

这里顺便科普一下血压高有时会引起胸闷的原因。不妨试想一下，血压这么高，心脏想把血泵出去，比正常情况下困难多了。就好像外面刮台风，你非得顶着一把伞前行一样，不被吹得倒退就算不错了。但心脏总不能不泵血吧？所以即便血压高，心脏还是一样得拼命地想办法把血液泵出去。血压越高，就越需要花大力气才能泵得出去，这样一来，心脏自己就累多了。心脏本身也容易缺血缺氧，所以人就会感觉到胸闷，甚至会有胸痛。

听老马这样一解释，患者心里得到了安慰，但胸闷症状还是持续存在，而且似乎有加重的趋势。老马看势头不对，给患者重新做了一次心电图。心电图提示，ST-T段似乎有轻微的抬高。这可不是好消息啊，可能意味着心脏这时候是缺血的。如果是因为高血压导致的心脏缺血那还好解决，把血压降低下来就好了，就怕是心肌梗死。

老马对比了前后两张心电图，真的有些许改变。后一份心电图比前一份心电图更差一些，说不定真的是心肌梗死。虽然患者暂时没有典型的胸口压榨样疼痛，但不是每个人的症状都和理论描述一致，而且，疾病随时都在变化进展。

这时候，抽血结果也出来了，肌钙蛋白倒还正常。

前文中解释过了，肌钙蛋白是存在于心肌细胞上的一种蛋白质，一旦心肌细胞有坏死破裂，肌钙蛋白就会漏出到血液中。这时候抽血化验，肌钙蛋白数量就会升高。一个胸闷的病人，如果同时有心电图改变和肌钙蛋白升高，那就要高度怀疑心肌梗死了。

还好，这个病人的肌钙蛋白还是正常的。老马再次宽心了。"虽然肌钙蛋白结果还好，但也不能就这样回家，必须得住院。"老马说。

说罢，老马联系了心内科，准备将患者收入心内科继续治疗。虽然目前尚不能确诊为心肌梗死，但诊断为高血压脑病却是可以的，这也是一种比较危急的情况，不容轻视。

患者一听要住院，顿时不乐意了，说："我胸闷没那么严重了，可不可以不住院？"

老马是什么人，一个经验丰富的急诊科医生，在急诊科摸爬滚打了十几年，什么情况没见过，还没等患者开口说话，他就料想到对方心里的小九九了。

患者哪里是胸闷好转了，分明就是不想住院找的托词。于是老马说："我建议你住院是出于病情考虑，如果不想住院，那得签字。"病人儿子赶紧打圆场，说："医生吩咐住院那就住院，住院稳妥些。你这个情况必须要住院的，密切观察病情变化，等明天后天情况稳定了你想出院也不迟。"患者儿子是个懂事的人，老马也不想把话说得那么僵，语气也和缓了许多，还把降压药给他吃了。

就这样，病人被收入了心内科。

心内科医生看了患者的检查报告，又听了患者及家属的病史汇报，也觉得是高血压引起的一系列表现，不是脑出血，也不支持心肌梗死。但安全起见，还是安排了患者住入监护病房接受监护。对于患者的真正病因，心内科医生考虑的范围更广一些，除了高血压脑病、急性心肌梗死，还考虑患者会不会有主动脉夹层，毕竟有这么高的血压，又有胸闷症状，主动脉夹层是不能轻易排除的。

这种推测也显示了各科室"术业有专攻"。急诊科老马也不是没想到主动脉夹层，只不过这个病实在少见，而且患者没有明显的胸痛，也就没往这方面考虑；但心内科医生平时多关注心内科疾病，所以主动脉夹层是必须列入考虑的。在他看来，患者迟早得完善胸部 CT 检查，看看有没有夹层。

就在心内科医生给病人儿子解释病情，让他签署入院同意书的时候，护士冲出来喊，医生，患者室颤了！

说的就是今晚这个病人。

心脏停搏10分钟、血压坐了过山车……还有救吗？

心内科值班医生被护士这突如其来的喊叫吓了一跳，连跑带蹦冲回监护室。一个护士已经在患者床旁做胸外按压了。

糟糕了，患者心跳停了。

怎么会这样呢？刚刚患者还是好好的啊，送入监护室的时候血压只有 170/100mmHg，比之前都要低一些了，从颅脑 CT 里没见到脑出血，心电图也不像心肌梗死啊……什么原因会导致突然室颤、心搏骤停呢？值班医生百思不得其解。

但很明显，现在没有时间留给他慢慢分析考虑了，当前最重要的就是心肺复苏。如果患者无法恢复心跳，那无论原因为何，结果必将是一个噩耗。

"赶紧打电话找麻醉科，让他们过来帮忙气管插管。"值班医生吩咐另一个护士。

此时气管插管是很有帮助的，在实际操作中，气管插管和胸外按压是互不干扰的，可以同时进行。只有完成气管插管，接上呼吸机，才能最大限度保障患者的氧气供应。这时候做胸外按压的效果也会更好。

值班医生话音刚落，一个箭步冲到了病人床头，开放病人气道，开始捏球囊，给面罩通气。保障氧气供应，此时是保住患者大脑的关键，没有之一。

几个护士轮流上阵，胸外按压。过程中用了几支肾上腺素，患者之前血压是高的，但是心脏停搏后，血压直接下降到0了，必须要升压治疗，不能再降压。

麻醉科医生几分钟内及时赶到了，此时患者仍然是心跳停止的，整个人早已经没有了意识。

气管插管对麻醉科医生来说小菜一碟，他三两下就插了进去，然后迅速接好了呼吸机。

患者的氧气总算保证了，但是心跳还没回来。

"够呛。赶紧请ICU医生会诊。"

值班医生跟另外一个护士说。此时他已经是气喘吁吁，满头大汗，但仍然镇定自若地指挥。患者突发心搏骤停，原因不明。此时此刻，生死未卜，ICU医生必须要在现场。

ICU医生到达的那一瞬间，患者心跳也回来了。

心内科值班医生累瘫在床头，向 ICU 医生苦笑了一声，说："今晚净折腾我了，患者刚刚人差点没了。按了大概 10 分钟，你一到就恢复自主心律了。"

众人看着心电监护上井然有序的波形，都长舒了一口气。

来人正是我们的老朋友，ICU 的华哥。华哥快速评估了患者情况，双侧瞳孔已经缩小了，没有扩大，这是好事。如果抢救不成功，患者的瞳孔会散大。患者此时血压还是很高，190/110mmHg，估计跟使用了肾上腺素抢救有关。

除此之外，患者目前仍然是昏迷的。

华哥跟心内科医生交流了一下，都摸不着头脑，不知道患者为什么会突然心搏骤停。说不好真有心肌梗死，或者是脑出血。为了排除心肌梗死，他们又给患者做了一次心电图，结果都没发现明显的、典型的心梗图形。

"跟家属说了吗？"华哥问。

心内科医生突然跳了起来，脸色大变："糟糕，忘了跟家属沟通了。"话毕，他匆匆出了监护室，找到家属，告诉他，刚刚他父亲心跳停了，抢救了 10 分钟，现在心跳回来了，但人还是昏迷的。

患者儿子也被吓坏了，双目无神，语无伦次，说："要救、要救，我签字。"过了一会儿，他回过神来后，问道："为什么会心跳停止，是不是心脏有问题？"

值班医生坦诚地告诉他，目前不知道心搏骤停的原因，还需要进一步检查。原因可能跟血压过高有关，也可能是有别的问题还没被发现。"现在新的问题是，你爸爸毕竟心脏停了 10 分钟，以后说不定会对大脑有影响，因为这 10 分钟内大脑的血供是不够的，最好的情况就是能恢复正常，最差的情况是变成植物人，现在需要你决定去不去ICU 治疗。他现在病情很重，应该去 ICU 加强监护治疗。"

这一回，他犹豫了。

华哥这时候也出来了，正好跟家属沟通了一下，把 ICU 的治疗过程和收费都告诉了他。病人儿子略一思忖，终于还是决定去 ICU。华哥表示："患者能不能醒过来还不知道，我们只能一边观察一边治疗，不能做保证。这个必须得提前说清楚。"

"我明白的。"病人儿子点头说，嘴唇微微有些发抖。

这名患者被收入 ICU 的时候，天也差不多亮了。

病人儿子不能进入 ICU，只能在门外守着。华哥让他回去休息，说 ICU 不需要留陪人。他说："现在这样回去，还没想好怎么跟老妈说。今晚事情发生太多了，一下子我都还接受不了，更别说我妈了。"说着说着，他眼睛就红了。

"你父亲心跳一停就马上被抢救了，结果不一定很差，暂时不要太悲伤。"华哥说了一句安慰话。问题是，为什么会心跳停止？这个才是最大的症结所在。

早上交完班，大家正准备讨论患者心搏骤停的原因，此时规培医生进来跟华哥说："老师，新来的那个病人苏醒了，你要不要过去看看，他眼睛睁开了。"

华哥一听，撒腿就飞了出去，到了病人床旁一看，果然是醒了。

患者能自己睁开眼了，估计是难受，皱着眉头。患者此时口腔插着气管插管，所以肯定难受了。华哥尝试跟他说话，让他点头他就点头，让他摇头他就摇头。

这下可把华哥乐坏了。患者能准确给出反应，说明意识是好的，这太重要了。很多心搏骤停的患者虽然心跳恢复了，但人可能醒不过来了。

但这名患者醒了。可能跟心脏停搏的时间不长有关，也可能跟及时抢救有关。不管如何，醒了就好。

华哥安慰了他几句，让他不用担心，等下拔掉气管插管就舒服多了。忍一忍。

病人虽然清醒了，但是血压还是很高，200/110mmHg。

"这么高的血压可不行啊，可别把大脑动脉给冲破了。一旦冲破了动脉，那就是脑出血啊……"于是，华哥给他用了些静脉降压药，试图把血压降下来。

药效一到，血压就降下来了。

华哥把这个喜讯告诉了患者儿子，乐得他连声说谢谢。

华哥发现，患者的血压的确难控制，高得离谱，用了普通的口服降压药效果都不好，必须用静脉降压药才能稳下来。

但用过药物之后，令人头疼的事还没完。剂量稍微把握不好，患者血压就低下来了，最低达到70/40mmHg。他的血压波动曲线跟过山车轨迹一样上下起伏，吓死人了。

短期内血压波动太大肯定不是好事情。血管收缩舒张如果变化太大，尺度太离谱，说不定下一秒钟就爆裂了，尤其是这种年纪大的、长期高血压的患者，血管本来就硬化了，经不起折腾。

起初出现这种情况时，华哥以为是降压药剂量没把握好，为此还责怪了管床护士。现在回过头来分析，可能是病人本身的问题，跟护士的关系不大，错怪人家了。

隔日上午，病人就顺利脱开呼吸机，并且拔除气管插管了。患者肺部没有大问题，心脏估计是有问题，但暂时没找到毛病。华哥在心里把问题逐一过滤。

科里有医生还担忧说："患者这么早就脱机拔管了，会不会有隐患？毕竟刚刚死里逃生，怎么着也要喘口气吧？"但华哥见病人塞着气管插管难受，而且人已经这么清醒了，心肺功能还行，所以还是决定拔掉了气管插管。

拔管后，患者就舒服多了，一身轻松，感觉自己像"脱胎换骨，重新做人"一样。普通人可能没办法想象口里塞着气管插管的感受。试想一下，一条手指般粗细的管子插入你的咽喉，进入气管，那是什么滋味，想想都难受。

华哥鼓励他说："要加油，争气，好好咳痰，如果没啥事，下午就可以转回心内科继续治疗了。"

患者点头，经此一役，整个人都显得虚弱了一些。

这种罕见的肿瘤，可没少折腾人

然而，就在准备转回心内科的半小时前，患者的血压又飙升了，这回飙到了 220/110mmHg，华哥一看，头都大了。同时，患者心率也很快，120 次 / 分，并且满头大汗，还说有些胸闷。

这不对劲啊，好端端的，怎么突然血压就这么高了呢？看他那样子，像是大喊着"冲啊"去上阵杀敌，刚刚凯旋似的，整个人呈现出一种交感神经极度兴奋的状态。

该不会是心衰发作吧？血压过高是容易诱发急性左心衰的，原因之前我们解释过了，心脏要克服这么高的血压把血泵出去是有难度的，如果心脏功能稍微差一些，可能就缴械投降，直接"趴窝"了，泵不动了——这就是心衰了。心衰后，血液就会淤积在肺脏，产生急性肺水肿，患者会有明显喘息，而且会咳出大量粉红色泡沫痰。

想到这，华哥赶紧又给他拉了一份心电图，依然没有看到典型的心肌梗死表现。患者真的不是心肌梗死。

"该不会是嗜铬细胞瘤吧？"旁边的规培医生随口说，"我在外地实习的时候见过一个嗜铬细胞瘤的患者，跟他的症状一模一样，也是突然飙升的血压，极快的心率，大汗淋漓。"

华哥听到嗜铬细胞瘤几个字，全身僵住不动了，脑海中快速闪过患者前前后后出现的种种症状：从患者头痛、血压高来急诊，到胸闷、心搏骤停，后来又反复发生高血压、低血压，现在又一副交感神经极度兴奋的表现……

难道，真的是嗜铬细胞瘤？

什么是嗜铬细胞瘤？在人体肾脏上方有一个腺体，叫作肾上腺，如果其上长了肿瘤，这个肿瘤可能就会分泌很多很多的激素，包括肾上腺素、去甲肾上腺素等，这些激素作用在人体都会起到兴奋交感神经的作用，比如会导致血压高、心率快、出汗、兴奋、躁动，等等。

什么时候会大量分泌这样的激素呢？比如你手里拿着一根棍子，面前有一头狮子的时候。这些激素会让你感到紧张，同时也更加有力量，不管是为了逃跑，还是为了战斗。

如果没什么特殊的情况，这些激素一般会适应人体需要来酌情分泌。但如果激素分泌完全不受指挥调控，乱分泌一通，一会儿集中分泌，一会儿衰竭了没的分泌，血压就会像过山车一样高低起伏。有些人的激素是长期高分泌，会导致血压高得离谱，使用普通降压药不会有好的效果，这时也会损伤心脏、肾脏等，尤其是可能会导致心律失常……

那为什么将它称作"嗜铬细胞瘤"呢？因为这些分泌激素的细胞里面有一种颗粒，这种颗粒能被二铬酸钾染成棕黄色，此反应叫嗜铬反应，所以得名"嗜铬细胞"，这个肿瘤也就称为嗜铬细胞瘤了。

如果患者的肾上腺真的有嗜铬细胞瘤，那就完全可以解释这两天发生的一切了。若果真如此，这位规培医生就是大功臣了。

华哥对这个想法赞不绝口，当时就决定留取患者尿液，检测其中激素水平及其代谢产物水平。患者此时此刻血压正高，如果真的是嗜铬细胞瘤，这时候血液和尿液中的激素浓度应该很高。同时，华哥也决定暂时不将他转到心内科了，先去 CT 室，做个胸腹部 CT，看看肾上腺区域到底是不是真有肿瘤。

结果不出所料。

患者左侧肾上腺真的有瘤子，从 CT 上看得一清二楚。尿液结果也回来了，24 小时尿游离甲氧基肾上腺素也是升高的。自此，患者诊断终于明朗了。

为什么会发生心搏骤停？估计也是这个嗜铬细胞瘤分泌激素的影响。一般情况下，嗜铬细胞瘤不至于引发室颤、心搏骤停，多数是血压高、心率快、大汗、头痛等常见症状而已，但凡事都有例外。目前也只能用这个原因来解释心搏骤停了。

患者也没再回去心内科，而是直接去了外科。"这个瘤子留着就是个祸害，必须除之而后快。"几个科室医生会诊后做出了决定。

患者儿子一听到病因是长了肿瘤，又吓得不轻。本来自己父亲死里逃生已经非常庆幸了，现在医生又说有肿瘤，而且这个肿瘤还引起了心搏骤停，那得是多恐怖的肿瘤啊。

医生说，这个肾上腺肿瘤 90% 都是良性的，不要害怕，切了就没事了。万一是恶性的，可能后续还会有一些麻烦。

老天保佑，这次不要再出意外了。

手术做了，病理结果出来了，就是个嗜铬细胞瘤，良性。

肿瘤被一整个端走了。后续观察过程中，患者的血压也很容易得到了控制，再也没有发生类似的头痛。

这个病例给普通人的教训是，高血压患者如果长期降压治疗效果不好，一定要警惕其他疾病导致了血压升高的可能，尤其是有阵发性血压高、心率快、大汗淋漓、头痛等表现时，要警惕嗜铬细胞瘤，虽然说它的发病率很低，但是可能性不可排除。

医学，讲究的就是发病概率。

再暴躁的患者，
在病魔面前也没了脾气

🝆

👤	基本信息	女性，42 岁
📋	主诉	发热，咳嗽
🩺	病史	尚未明确
🏛	会诊科室	呼吸内科、ICU
📋	关键词	肺脓肿 肉芽肿

"特殊"的肺炎患者

一名 42 岁的女性患者，因为发热、咳嗽 10 天，被收入呼吸内科住院。

这是一个"特殊"的患者，因为她是医院饭堂的一名职工，据说还有点权力，也是某位院领导的亲戚。

这位院领导已经跟科主任打过招呼了，要他关照一下。

"不就是一个发热、咳嗽的患者吗，没啥，估计也就是普通肺炎，用几天抗生素就好了，"主任跟管床医生说，"但是沟通过程尽量要小心，别出岔子了，听说这人脾气还挺犟。"

42 岁，年纪不大，但也不算小了。入院时拍的胸片已经提示有左肺炎了，抽血化验结果也显示感染指标都是偏高的，再加上管床医生用听诊器仔细听了她的双肺，左肺的确有湿啰音，综上所述，诊断肺炎那是板上钉钉的事情，不会错的了。

管床医生问上级医生："用点什么抗生素好呢？"

"常规用就行了，没什么特殊的。"上级医生头也不抬，继续看他的病例。这个患者的肺炎是在家里面得的，不是住院期间发生的，这种被叫作"社区获得性肺炎"。一般来说，社区获得性肺炎最常见的致病细菌是肺炎链球菌、肺炎支原体、流感嗜血杆菌、肺炎衣原体、肺炎克雷伯菌等。此外，病毒、真菌等微生物也会导致肺炎，但并不如细菌常见，而且患者的血白细胞总数很高，达到了 16×10^9/L［正常范围是（$4 \sim 10$）$\times 10^9$/L］，这更加印证了细菌性肺炎的猜测。

如果是病毒或者真菌引起的肺炎，一般血白细胞总数不会明显升高的。白细胞分为中性粒细胞、嗜酸性粒细胞、淋巴细胞等，其中中性粒细胞占比最大。中性粒细胞主要对付细菌，所以当有细菌感染时，中性粒细胞会明显升高，从而导致白细胞总数也明显升高。这便是白细胞总数显著升高时，多考虑为细菌感染的原因。

既然细菌性肺炎的可能性最大，那么必须得用抗生素。想到患者病程不短了，在社区机构也用过一些抗生素却效果不好，于是管床医生给她用了一个相对高级的抗生素——哌拉西林钠他唑巴坦钠注射液。这已经算是一种比较猛的抗生素了，一般细菌都逃不了，除非耐药，而社区获得性肺炎的致病细菌很少有耐药的。

顺利安排住院，抗生素也用上了，病人终于松了一口气，对管床医生还比较客气，没见到有什么不好沟通的地方。管床医生暗自庆幸。

此时，这名患者并没有引起大家重视，都以为用几天药，就能把肺炎压下去了。

显然，出现在这本书里的病例，都不会这么简单。

住院第三天，管床医生查房时发现患者还是发热，最高体温达 39℃。

这肯定是有问题的，可由此产生的附加效应连护士都叫苦不迭——这个患者一旦发烧，就会训斥人。除了训斥她老公，偶尔也会训斥护士。有一个护士还被骂手脚慢，委屈得哭了。

"看来患者真是暴脾气，咱也不要得罪她，希望赶紧退烧、控制感染，病情好转后就让她出院，惹不起。"管床医生安慰那位护士妹妹。

话虽如此，"控制感染"也不是说到就能马上做到的。

为什么患者用了3天抗生素还在发烧呢？而且峰值丝毫没有降低。医生给她复查了血白细胞，计数还是偏高。患者此时还是有咳嗽，痰不多，偶尔还说胸口痛。这当然很难受，所以她一烦躁起来，逮着谁就骂谁。最惨是她老公，早上查房时又被骂了，说他买的早餐简直不能入口。

患者脾气如此暴躁，以至于管床医生都在怀疑她会不会有甲亢了，但查房时观察她脖子不粗，摸了甲状腺位置，也没见肿大。为防万一，管床医生背地里多抽了她一管血，送去化验甲状腺功能。

"医生，你看要不要调整药物呢？我媳妇到现在还发烧，昨晚还让值班医生给用了退烧药呢。"患者丈夫找到管床医生说。他的语气还是比较和善的，一看就是个老实人，是真的关心他老婆。

管床医生心里也在琢磨，刚好患者丈夫问，就直接跟他说："患者诊断肺炎是没有问题的，至于用了抗生素后效果不好，原因有多方面。一方面可能是我们这个抗生素的杀伤力没有覆盖到致病菌，虽然这个抗生素属于广谱杀菌，但总会有漏网之鱼。万一这个漏网之鱼就是'凶手'，那效果肯定不好，得换抗生素。"

患者丈夫一听，觉得有道理，问："那得用什么药，您尽管用，自费的我们也同意。"

管床医生接着说："换药暂时不急，我们先分析为什么效果不好。除了考虑抗生素没覆盖到致病菌，还要考虑会不会大方向错了，比如你老婆的问题根源不是普通的细菌感染，而是很特殊的病原体，比如结核分枝杆菌。换句话说，要考虑会不会是肺结核。"

患者丈夫一听到肺结核，脸色就变了，说他姨妈就有肺结核，整个人瘦了几十斤，都快不成人样了。

管床医生心里咯噔了一下，不过略一思索很快就平静下来，说："如果身边有肺结核的病人，那还是小心为好，肺结核毕竟是呼吸道传染病。但我们前后留了三次痰，都没有发现抗酸杆菌（结核分枝杆菌做抗酸染色会呈阳性，但现在抗酸染色多次呈阴性，意味着不大可能有结核分枝杆菌），而且看胸片的表现也不大符合肺结核特征，所以你也不要太担心。"

"治疗效果不好，还有另外一种可能性，就是这个肺部病变压根就不是肺炎，而是肺癌或者其他。"管床医生接着说。

本来患者丈夫听到有肺结核可能时整个人都不好了，这时候又听到有肺癌可能，更加慌了神，忙问医生："肺癌的可能性大吗？"

管床医生说："这很难讲，我们今天送她去做个胸部CT，看得更清晰一些好不好？本来入院时做了胸片，胸片提示肺炎，其他指标也符合肺炎，一般CT也不是必须要做的，但问题是现在病人治疗效果不好，还有发热，我认为CT是必须要做的了。"

"但是胸部CT价格会贵一些，要几百块钱，"管床医生很细心，把费用也告诉了家属，还详细介绍了胸片和CT有什么不同，"胸片就是看平面图，比如病人有一个肺部肿块，看胸片就只能看到有肿块、肿块里面长啥样、肿块到底是靠近胸前还是后背，那都是没办法区分的。而CT不一样，CT能看三维图形，除了能清晰地看到肿块里面有啥，还能计算出肿块的坐标。"

"就听您的，我们做 CT。"患者丈夫下了决心。就在他做了决定后，突然又改口了，说："等等，我先问问她自己的意思，晚点答复你好吗，医生？"

"没事，我同你一起去跟病人说。"管床医生放下手头的工作。

患者在关键时刻还是通情达理的，经过管床医生的解释后，立马同意了 CT 检查。她自己也苦笑着说："咳嗽难受，发热更难受，真是遭罪啊。"

"它不过比肺炎难缠一点，但不是绝症"

就在这时，患者又剧烈咳嗽起来，听这声音，就像是有很多痰出不来的样子。患者拼命咳了几下，硬是把痰液咳出来了，丈夫赶紧把痰盂拿过来，接住。

管床医生凑近一看，脸色微微变化，问患者："之前您不是说没什么痰的吗？怎么今天咳出这几口痰都是非常浓稠的，痰不少啊！"

患者刚想回答，一口痰又涌了上来，赶紧埋头到痰盂里面去，"哇哇"地吐。

这口痰的颜色，让在场的几个人都吃了一惊。

这是一口血性痰，和着一点浓痰，但鲜红色还是很明显，让人不寒而栗。患者丈夫登时就喊了出来："你怎么咳出血了啊，别咳了别咳了！"

患者自己也害怕了，望着管床医生，说以前从来没咳出过血，今天是第一次。

管床医生嗯了一声，不方便跟病人说太多，只能敷衍说，剧烈咳嗽之后，可能会损伤气管黏膜，咳出一些血也是正常的，不碍事，一切等做完 CT 再说。

等到离开病房，管床医生让护士把患者丈夫喊了过来，告诉他："你老婆有咳嗽浓痰，还有血性痰，这不是什么好事啊！这个胸部 CT 必须今天就做，搞不好真是肺结核或者肺癌。另外，支气管扩张等疾病也会咳血，但都得靠 CT 诊断。"

患者丈夫已经吓得满头大汗了。

"赶紧做，赶紧做！"他开始有些语无伦次了，估计那口血痰把他吓蒙了。

当天下午就安排了 CT，结果也马上就出来了。

管床医生一看，整个人都不好了。患者不是普通肺炎，也不是肺结核，而是肺脓肿。

什么叫肺脓肿？就是患者的病起初只是个肺炎，但这个肺炎病灶没处理好，持续发展，直到整个病灶都围起来了，里面还有坏死组织。不妨想象一下皮肤脓肿的样子，肺脓肿也与之类似。

其实，自医学上开始使用抗生素治疗肺炎以来，肺脓肿就很少见了，因为绝大多数肺炎在早期都能被抗生素治愈，很少会发展到肺脓肿这个地步。当然，也有一些患者的肺炎是迅速发展为肺脓肿的，还来不及干预就化脓了。

"能不能治？"患者丈夫问管床医生。

"能治，肺脓肿不是绝症，不用害怕，"管床医生笑着说，"只不过肺脓肿比肺炎要难缠一些。肺脓肿病灶很大，我们可以尝试更换作用更强一些的抗生素，然后治疗时间也要延长一些，才能彻底杀掉这些细菌。

"另外，还要做纤维支气管镜检查，就是把一个手指般粗的管子从鼻腔伸进去，进入肺脏，到达这个病灶附近，帮着吸吸痰，清理干净那些脏东西，说不定会好得更快一些。"

纤支镜检查这个治疗措施，管床医生之前已经提请上级医生批准，所以此刻一并跟家属交代了。

"您说那个纤维支气管镜检查，辛苦吗？"患者丈夫问，眼神里满是对老婆的关切和疼爱，就好像是他自己要做这个检查一样。

"有点辛苦，但我们有麻药的，一般都能承受。"管床医生说。

"只要有帮助，也容不得她不答应了，做了吧。"这回他自己拍板了。

管床医生跟患者也解释了病情，告诉她，这是肺脓肿。一方面要更换抗生素，延长疗程，另一方面也要她配合咳嗽，多排痰，并且教她体位排痰的方法——弓着身子，让病灶处在高位，痰能够顺着重力流出来。

"这还不够，还要做纤维支气管镜检查。一方面是为了拿些组织化验，一方面也能帮助排痰。"管床医生给她做了详细的介绍和解释。

患者最终舒了一口气，说做就做吧，谁让自己那么倒霉呢，俨然一副英勇就义的样子。管床医生赶紧送上安慰："这就是一个检查，很多人都能承受的，没有想的那么恐怖，放松就好了。"

第二天，一切准备妥当。在上级医生的辅助下，管床医生给患者做了纤支镜检查。

做的时候患者还是有些辛苦，眼泪都出来了。

好不容易做完了，过程中吸出很多痰液，很黏稠。通常患者自己难以咳出的痰液，纤支镜可以尽可能地将其吸出，这对于治疗很有帮助。因为痰液就是一个细菌培养的天然池，痰液不引流干净，是很难控制好感染的。

管床医生还留了些组织送去化验。患者自己皱眉说："太难受了，以后都不想再做这个检查了，快憋死了，咳又不敢咳。简直遭罪。"

管床医生只得安慰说："一切都是值得的，我们现在知道是肺脓肿，估计过两天就能控制感染，不会再发烧了。"

很快，组织化验结果出来了：在这些组织中发现了很多炎症细胞，符合肺脓肿表现，没有发现肿瘤细胞，也没有发现结核菌（这是大家都担心的）。

在病灶周围没有发现这两种让人胆战心惊的结果，也算是一个好消息吧。

患者丈夫听到这个消息后，脸上浮现出笑容，但管床医生又不得不打断他片刻的快乐，说："没找到不代表没有，可能只是我们送检的部分没有而已，不能完全排除其他地方没有。"

这句话是很客观的。

为了让患者和家属放心，管床医生又多说了几句："从目前所有资料来看，肺结核、肺肿瘤的可能性不大，因为前面的检查反复留了很多次痰，都没有找到结核菌和癌细胞，而且肿瘤标志物数值也不高，胸部 CT 结果看着也不像肿瘤，所以不用担心，估计还是个普通的肺脓肿。只要抗生素够强力、疗程够长、多排痰，一般能治好的。"听罢，患者和丈夫面露喜色。

久治无果，或许穿刺能找到答案

就在大家满怀信心之时，现实又打脸了。

自从诊断肺脓肿并且更换抗生素后，又过了 3 天，患者仍然有发热，而且这次最高体温还达到了 39.5℃，患者整个人都昏昏沉沉的。值班医生又用了些退烧药，补了些液体，才让患者精神好些。

管床医生自己也蒙了，正常情况下患者此时应该有明显好转才对，但现实是相反的，只好去求助上级医生。上级医生其实也在时刻紧盯着这个病例，但据他观察，治疗思路都没问题，一切也都是按照规程来的，按以往的经验，病人早就有良好的治疗反应了，怎么现在患者还在发烧呢？该不会有别的问题没有发现吧？但患者肺部这个脓肿又很显眼，这里肯定是病灶啊……

大家又把胸部 CT 找出来，聚在一起，重新认认真真地看片子。

"的确像是肺脓肿啊，血象也符合，体征也符合。"上级医生喃喃自语。

问题是，患者为什么会有肺脓肿？这个致病细菌从哪里来的？一般的肺脓肿都会有个来源，比如有些病人发生龋齿感染，细菌从龋齿这里进入气管、肺部引起感染；有些人发生皮肤感染，细菌从皮肤入血进入肺部……但他们反复查看了，患者牙齿没有问题，皮肤也没有病变。

"这样，把抗真菌药物也一起加上，"上级医生给管床医生下达指示，"虽然目前没有真菌感染的证据，但我们抗击细菌效果不好，还是要警惕真菌感染的可能，虽然这个可能性不是很高。"

真菌、细菌、病毒都是病原微生物，大家平日里可能听得更多的是细菌、病毒感染，关于真菌感染听说得少，但其实真菌感染的杀伤力是很大的。

增加了抗真菌药物后，医生又安排患者做了一次纤维支气管镜。因为患者痰黏稠，用了祛痰药，效果也不好，做纤支镜是为了将病灶看得更清晰，同时也为了更好地进行痰液引流。

患者想死的心都有了，纤支镜太难受了。

这次又引出很多痰，还有一部分血性痰。这满满的"成果"给人一种感觉，那就是痰液出来了，病就快好了。

这是错觉。

患者还是在发热，咳嗽、咳痰照旧。此时她已住院差不多 10 天了，整个人比入院时瘦了一圈，称了一下，足足瘦了 5 公斤。

院领导似乎也不是很高兴了。

"不能再等了，患者虽然目前诊断为肺脓肿，但是不能完全排除肺癌、肺结核等，而且会不会有真菌感染也不知道，会不会有其他问题也不知道，干脆我们直接做肺穿刺，把这个脓肿里面的东西抽出来化验，就一目了然了。"大家讨论的时候，上级医生建议道。

大家纷纷赞同，决定做肺穿刺。

一番讨论后，由上级医生带队，医生们集体来到患者床旁，跟患者和家属解释。

这时候必须要上级出场了，再不来解释就镇不住场子了。

也幸亏患者是本院职工，要是换了普通病人，说不定早就破口大骂了，"什么破烂医院，一个肺炎，抽那么多血检查，还做了两次纤支镜，还做了一个 CT，用了那么多抗生素，还老是让老娘烧得昏昏沉沉……"诸如此类。

但凡是个普通肺炎，住院治疗个三五天也早就活蹦乱跳了。只能说，她得的不是肺炎。这个道理患者自己也懂，但换了谁也不甘心啊。

"你这个情况，我们决定要做个肺穿刺，就是用一根细细长长的针，对准脓肿部位从胸口皮肤扎进去，穿刺成功后，把里面的组织回抽一部分出来，我们拿去化验，到时候发现什么细菌，我们再有针对性地用药，效果会更好。但这毕竟是个有创伤的检查，所以需要征得你们的同意。"上级医生解释说。

患者说："这个检查做完后，是不是就能给我一个很好的治疗？主任啊，我实在是难受啊。"说完差点哭了。

这出乎很多人意料。都说患者是个暴脾气，但此时此刻，她也只是一个病恹恹的、渴望健康的普通人而已。

"一般是可以明确诊断的。"上级医生说得很有艺术。

情况给患者解释完毕，早上签好字，中午就给安排了穿刺。

肺穿刺，其实算是微创手术。但毕竟是穿刺肺部，还是有一定风险的，比如造成气胸，或者穿到血管造成大出血等，不过事故发生的可能性不大，因为医生是根据 B 超定位来穿刺的，位置找得比较清楚。

穿刺顺利完成。

患者没有发生不良并发症。现在要做的，就是等待病理结果。由于患者反复发热，上级医生让管床医生多抽一管血，查风湿免疫方面的指标，要排除这方面疾病。

我们要知道，反复发热的患者，一般多见于三种情况，一种是感染，一种是肿瘤，还有一种就是风湿免疫方面的疾病。风湿免疫疾病是一大类疾病，比如大家听得最多的系统性红斑狼疮、类风湿性关节炎等，这类疾病有几十上百种，甚至更多。

眼前这个患者的问题，大家还是倾向于感染性疾病。至于为什么治疗效果不好，可能是抗生素没覆盖，或者是病原体特殊，比如我们一直担心的肺结核。肺结核的诊断是很困难的，不是留了几次痰没找到结核菌就可以排除。比如查了 9 次都是阴性，直到第 10 次才发现是阳性，这些情况都是有可能发生的。

"风湿免疫方面的疾病也要警惕，"上级医生说，"还记得早些年那个系统性红斑狼疮的女性患者吗？当初我们不也是按照肺炎的疗法治疗了一个多星期吗？教训深刻啊。"

"所以完善检查是必需的，今天就抽血，查风湿免疫一套指标。"上级医生拍拍他肩膀。

管床医生点点头，似乎又重新燃起了希望。现在就等肺穿刺的病理结果，还有一套风湿免疫指标了。

这诡异的病因，很快见分晓。只求患者在这之前病情不要变化，多给点时间。

但现实就是这么残酷。你越是担心什么，就越会发生什么。

当晚8点，患者逐渐出现气促。

管床医生到床旁一看，见患者嘴唇有些发绀，心里隐隐感觉到大事不妙，赶紧让护士接上心电监护。患者这时候喘着气，问医生到底怎么回事，是不是肺穿刺出了什么问题。患者丈夫也跟热锅上的蚂蚁一样，又是给她扇风，又是倒开水。

管床医生冷静了下来，心里分析：会不会是肺穿刺的时候搞破了肺，弄成气胸了？这是最有可能的。如果肺脏破裂，那么气体会涌入胸腔，压迫肺脏，肺脏再想膨胀就困难多了，患者当然会缺氧、胸闷、气促。

想到这里，管床医生赶紧用听诊器仔细听了患者双肺，并且反复对比，但两个肺的呼吸音还是对称的，这无法支持气胸推测。如果真的是气胸，那么其中一侧应该呼吸音很低，因为肺没有很好地膨胀。

"赶紧做个床旁胸片。"管床医生让护士打电话请放射科医生过来，同时仔细排查有没有其他问题。

这一查，又发现了问题，患者今天一整天也没排多少尿。

这真的是"屋漏偏逢连夜雨"了。一个病患，一旦出现尿少或者无尿，往往意味着肾脏也损伤了。人体是一个整体，病重的时候，最先倒下的往往是肾脏。如果处理不好，下一个可能就是肝脏、心脏了。

一想到这，管床医生就不淡定了。

患者的心电监护接上了，可以看到血氧饱和度还有95%（在吸氧的前提下），还算勉强。胸片此时也做完了，没看到气胸。不过，患者突然出现气促，除了考虑气胸，还要警惕会不会有肺栓塞、心衰等情况。这是一个内科医生的基本临床思维。

上级医生闻讯后也赶了过来，经过评估，认为患者还是病情加重了，至于是哪里的问题，一时半刻不好说，为防万一，还是先送去ICU加强监护吧。

患者听到要去ICU，更加恐惧了，连呼吸都急促了许多。

ICU医生华哥接到会诊通知，匆匆赶来。了解清楚情况后，表示同意将其转来ICU密切监护。"如果病情继续恶化，可能需要气管插管上呼吸机的。"华哥跟家属说。

病人丈夫皱着眉头，此时他心里有一百个不愿意，但现实没有给他选择的余地，他不答应也得答应。

华哥明确说了："如果患者病情继续加重，缺氧会更厉害，呼吸会更急促，说不定一下子心跳就没了，到时候后悔莫及。ICU虽然不能起死回生，但能在需要的时候及时干预，为治疗争取时间。"

患者同意了。患者丈夫也一咬牙，签了字。没有人能抵挡对死亡的恐惧。

肺穿刺的重磅发现：肉芽组织、多核巨细胞

患者进了 ICU 后，华哥当晚基本没怎么睡。看到患者用面罩吸氧，呼吸情况还算可以，不算太差，还不至于马上就要气管插管，华哥决定再等等。

患者很惧怕 ICU 的场面，华哥只好不停地安慰她："来这里只是过渡一下而已，等到检查结果出来，一切明了之后，治疗就会更加顺手了，不用担心。"

面对危重患者，只有不吝安慰言语，才能替治疗排除万难。华哥当然懂这个。

但是，眼前这个患者的病情着实复杂到让人一头雾水，华哥硬是花了将近半小时的时间才把她的病程看完，弄清楚来龙去脉。很明显，患者得的不是普通的肺炎，似乎也不是肺结核、不是肺癌，针对肺脓肿的治疗效果也不好，是得考虑别的原因。但诊断历来不是 ICU 医生的强项，如果患者的病明确是呼吸道疾病，那么还是得请呼吸内科专家帮忙才行。除非患者有其他系统的疾病，ICU 医生才可能有些相对优势，因为较之专科医生，ICU 医生对各种类型疾病涉猎更广泛一些。

幸亏当晚患者的面罩吸氧维持住了呼吸指标，无须气管插管。

患者丈夫听到这个消息后，悬着的心终于放了下来。

第二天，华哥把病人的情况向科里的医生汇报了，科主任听完后，沉思了很久。大家都在分析，为什么患者会突然出现气促，到

底是肺部的问题，还是心脏的问题，还是说两个都有呢？分析没有结果。

良久，科主任才缓缓发话："患者如果是感染性疾病，比如普通的肺炎或者肺脓肿，按道理来讲，我们使用的这些抗生素都是够强够猛的了，而且又是吸痰又是做纤支镜等，应该会有些效果的，但事实是患者仍然不停发烧，呼吸道症状没有缓解。这说明什么问题？答案是显而易见的，可能根本就不是感染方面的疾病，或者说感染不占据主要位置。"

科主任这一席话，让华哥陷入了思考。

科主任是以旁观者的视角来看待这个病例，还是比较客观的。但众所周知，患者的感染指标也是偏高的，而且的确有浓痰，说不是感染，恐怕难以服人。

"但如果患者是先有别的疾病，再合并感染呢？"用主任的话说，患者可能确实有肺炎，但肺炎也很可能是次要的，是表面的。深层次的疾病我们没有找到，所以治疗效果不佳，发展到今天这个地步。

"另外，跟家属沟通的时候，千万记得别说错话了，以免家属胡思乱想。"科主任不忘叮嘱大家。家属这时候是比较敏感的，治疗效果不好难免会焦虑紧张，人之常情。如果这时候因为医生说错话而丧失家属的信任，不配合治疗，那么受罪遭殃的将必定是躺在病床上的病人。

大家对这句嘱托深以为然。

下午，肺穿刺结果出来了。所有关于肺结核、肺癌的检查结果都是阴性的。

同时，这次肺穿刺还有一个重磅发现：送检组织里面有一些肉芽组织。显微镜下能看到一些凝固性坏死，还有一些多核巨细胞。

看到这些，华哥赶紧通知了呼吸内科黄主任。

大家可能还不了解这个肺穿刺结果的意义，但黄主任看到这个结果后，已经按捺不住兴奋了。肉芽、多核巨细胞，这些都在提示可能是个肉芽肿炎症改变。

这不是普通的感染炎症，而是一种很特殊的慢性炎症改变。

同时，风湿免疫一套结果也出来了。抗中性粒细胞胞浆抗体也是阳性的。简单地说，这名患者的血液里多出了一种抗体，这个抗体是专门针对中性粒细胞胞浆的，是一种很独特的抗体。这个抗体的存在，一下子惊醒了黄主任。

患者身体里有这个抗体，说明病情跟免疫有关，再加上肺活检结果，患者病情基本明了了。

患者得的压根就不是什么肺炎，不是肺癌，不是肺结核，也不是普通的肺脓肿，而是肉芽肿。不知道因为什么原因（可能是受环境、遗传、免疫等因素影响），患者的免疫系统发生了变化，体内出现一些抗原抗体复合物，这些复合物沉积在全身小血管上，导致小血管发生炎症，周围发生了肉芽肿。也就是说，当下患者全身的小血管都可能出现问题。

肉芽肿就是在炎症作用下，很多比较大的细胞（巨噬细胞）集结成的结节状病变，就好像皮肤硬结一样。

这个肉芽肿最喜欢发生在气管、肺、鼻腔、鼻窦、肾脏的血管……尤其是在肺部，可能会形成结节、肿块甚至空洞。如果单看 CT，很有可能把它跟肺癌、肺结核、肺脓肿等混淆。

我们知道，肺癌是癌细胞作怪，肺结核是结核菌作怪，肺脓肿是普通细菌的战场，而肉芽肿这个病，则是自身免疫系统紊乱引起的血管炎病变，病理机制迥异。

"这个病，叫作'肉芽肿性多血管炎'。"黄主任说。神色里蕴藏着无限懊恼。

"这个肉芽肿性多血管炎虽然会影响全身，但还是对鼻腔、肺部、肾脏的影响最为常见。患者前几天跟我说过鼻窦炎，鼻子不舒服，当时我没有放心上，漏掉了这个关键信息，如果早一点警惕，及早做风湿免疫一套检查，说不定会更早得出诊断。"黄主任说。

"看来患者尿少、肌酐上升也是疾病累及肾脏的缘故了。"华哥说。

"应该是。"

两个主任一商量，决定按照肉芽肿性多血管炎去治疗，用上了甲泼尼龙和环磷酰胺。甲泼尼龙是一种糖皮质激素，糖皮质激素是最强的抗炎药物；而环磷酰胺是一种免疫抑制剂，自然能治疗这类疾病。

患者此时呼吸稍微稳定，但仍偏促。血氧饱和度一直在 92% 左右，不上不下。如果状况再差一些，华哥就要给她气管插管接呼吸机了。

华哥这回把诊断结果、治疗方案直接告诉了她，说："你这个病叫作肉芽肿性多血管炎，属于少见病，但现在我们明确诊断了，得用激素治疗。"

患者一副万念俱灰的样子，闭上眼睛，只管喘气，没回答华哥。

华哥只好安慰她："之前治疗效果不好是因为没找到凶手，现在已经明确了是这个病，新的药物肯定会有效果的，不用担心，我敢打包票。"华哥之所以会说得这么肯定，完全是为了安慰患者，给她信心。毕竟，一个丧失信心的病人是很难战胜疾病的。

但华哥跟家属说的是另一句话："病情还是重，得观察治疗反应。"

患者丈夫听说妻子得的是个从没听过名字的病，蒙了，但转念一想，除了听医生的，也没别的办法。再说，他也的确见到大家都在这么努力地救治她，此刻没有理由怀疑。

其实，不管患者是否同意用激素，华哥都会用，只要家属同意就行了。但患者毕竟此时是清醒的，得到她的同意当然会更好。

最终，患者还是点头了，声音很微弱地说："如果这次还没效果，我宁可死了……不治疗了……"

华哥头一次被患者的话震慑到了。是啊，对医生来说，从明确诊断到予以对应治疗可能仅仅是破解一个疾病难题而已；但对一个活生生的病人来说，这就是一个无比痛苦遭罪的过程。

药物如期用上。

第二天，戏剧般的，患者的呼吸困难立马得到了缓解。

患者终于露出了久违的笑容，治疗是否有效，她自己最有发言权。

到了第四天，患者基本可以下床活动了，摘掉了面罩，转出 ICU，回到了呼吸内科。

还好，这一次，华哥的承诺没有落空。

回顾这个患者，从最初被诊断为肺炎，然后怀疑肺结核、肺癌，后来考虑肺脓肿，先后做了两次纤支镜，还做了肺穿刺，最后才诊断是肉芽肿性多血管炎……一路走来，患者身心备受折磨，一个原本脾气暴躁的人被病魔折腾得服服帖帖、毫无脾气，这实在让人心酸。但在这个过程里，我们大家也看到了医生为治愈病人费尽心思、绞尽脑汁。面对一个复杂的疾病，诊断不是一蹴而就的，而是一波三折的，这就是医学的不确定性。但我们看到这里也不要害怕，疑难杂症毕竟是少数甚至罕见的，多数情况下，医生都无须如此大费周章，病人也无须遭此折磨。

好在，最终的确诊来得不算太晚。肉芽肿性多血管炎，如果能及早治疗，多数患者预后还是不错的，虽然要治愈也困难，但是要控制住病情还是可以的。

但如果迟迟诊断不出，患者没有得到及时治疗，那么这个病的死亡率会高达 90%。

这绝不是闹着玩的。

ICU 里的"一波十三折"

患者病历

< >

👤 基本信息		男性，60 岁
📋 主诉		呼吸困难 5 日，咳嗽、咳痰
🩺 病史		多年痔疮
🏥 会诊科室		ICU、呼吸内科
📋 关键词		血栓 多发性骨髓瘤

有家族病史，就不能只考虑肺炎

凌晨 1 点，ICU 接到急诊科老马医生的电话，说有个 60 岁的男性病人，呼吸困难，血氧饱和度不是很好，可能需气管插管上呼吸机，问 ICU 有没有床位。

ICU 正好是华哥值班，华哥刚忙完，躺下休息了半小时，这下又接到老马的"催命符"。虽然不情愿，还是得去急诊科看个究竟。

患者呼吸困难、缺氧是个危险信号，拖不得。有些看起来好端端的病人，其实器官、组织已经严重缺氧了，可能一转头的工夫人就没了。还有的人上一秒还能回答你问题，下一秒就心搏骤停了。这说明缺氧真的是小觑不得。

到了急诊科，华哥直奔抢救室。

老马早就在抢救室等着了，见到华哥立马说道："60 岁男性患者，在家已经呼吸不好 5 天了，有些咳嗽、咳痰，今天一大早来急诊，呼吸内科没有床位，所以暂时在急诊处理了，用了点抗生素、止咳祛痰药物，效果不好。今晚患者呼吸更加急促了。看看你们有没有床位，拉过去。"

华哥察觉到眼前这个患者情况不妙。他半坐在床上，稍微有些气喘，扣着面罩吸氧，没办法观察嘴唇是否发绀，但人还是清醒的。床头心电监护显示：血压 160/80mmHg，心率 118 次 / 分，呼吸频率 25 次 / 分，血氧饱和度 92%。

这几项参数都不好，尤其是血氧饱和度仅有 92%。正常人在空气下呼吸时，血氧饱和度应该会有 98% 以上，这代表绝大多数的血红蛋白都跟氧气结合了。血红蛋白就好像一艘艘快艇，专门负责运送氧气给机体组织使用。98% 的血氧饱和度意味着"快艇"几乎都满载了，但眼前这个患者，用面罩吸氧，血氧饱和度才只有 92%。这意味着很多血红蛋白"快艇"是没有满载的，氧气是不够的，他当然缺氧！

"是哪里的问题？"华哥直接问老马。这么多年相处下来，老马跟华哥这对老搭档已经不需要那么多社交语言了，开门见山就好。

"估计是肺部感染、呼吸衰竭。"老马说着，同时从桌面上拿起一摞化验报告递给华哥。

一般来说，患者的缺氧程度是有个最低界限的，一旦血里面的氧气分压低于 60mmHg（特定的情况下）就可以诊断呼吸衰竭，这意味着患者缺氧已经很严重，呼吸都已经衰竭了，再不处理，下一步可能就是直接缺氧死掉了。

这绝非危言耸听，老马和华哥见过太多这样的病例了，在家拖着拖着才来，来的时候其实大势已去了。

老马说："给患者抽了血气，看到血氧分压只有 68mmHg，还是在扣着面罩吸氧的情况下测出来的。如果不吸氧，估计数值会更低，诊断呼吸衰竭是没问题的。家属也很积极，同意气管插管上呼吸机。"

"是什么原因导致的呼吸衰竭呢，重症肺炎？"华哥看了一眼患者，又回头问老马，"患者有没有发烧？"

"拍摄了胸片，看到左下肺有炎症渗出，估计是个肺炎，"老马又拿了胸片递给华哥，"中午抽了血化验，血常规看到白细胞计数升高了一些，估计就是个感染。另外，患者有中度贫血，问了他，说自己有多年的痔疮，估计是出血过多导致的。"

"看起来的确像普通的肺炎，"华哥说，"收到呼吸内科最合适啊。"

"人家暂时腾不出床位啊，"老马一摊手，"总不能住走廊吧，听说现在不能让患者住走廊。"

"不过话说回来，患者现在有气促，而且血氧饱和度不好，来ICU密切监护，必要时上呼吸机也是合适的。"华哥说着，心里想，患者现在应该诊断重症肺炎，而不仅仅是普通肺炎了。

"家属什么态度？"华哥问。

"全力以赴，不惜一切代价。"老马立即回答说，这是患者女儿刚刚的原话，她们就在外面候着呢。

"莫名其妙，既然是全力以赴，早干吗去了，在家拖了 5 天才来医院。"华哥吐槽道。

"问了家属，说是当时没人在家，病人自己一个人来医院不方便，所以就硬扛了几天。刚刚我也数落她们了，等下你就不要再说这话了，以免她们崩溃。"老马好意提醒华哥。

又给病人仔细查了一遍后，华哥出去跟家属沟通。

家属是患者的两个女儿。大女儿比华哥长几岁，小女儿跟华哥差不多。哦，还有两个女婿。女婿们在门口吸烟，虽然护士已经劝阻过了，但他们还是偷偷吸，一张口就一股烟味，藏不住。

华哥把患者的情况跟家属反映了，大致意思是说病情重，是个重症肺炎，需要上 ICU 治疗，但是 ICU 费用昂贵，要有心理准备，治疗上医生会全力以赴，但不能做任何保证。这些都是话术，华哥用起来已经炉火纯青。重症科医生话术的宗旨是既要如实传达，又不能吓唬家属，要让家属知道病情的严重性，但又不能把话说死了，这需要一点技巧。

两个女儿忧心忡忡，说尽力抢救，同意入ICU。看来，她们早就商量好了，所以没有过多犹豫。

签好字后，大女儿哀叹了一句："我爸真命苦，去年我叔、我伯因大肠癌（结肠癌）走了，今年他又来这么一出。真是多灾多难。"

旁人听到患者这样的描述，顶多会觉得他们可怜，两年内家里死了这么多亲戚，但一个临床医生听到这样的话，想的就不是这些了。华哥一听，猛然醒觉，刚好老马也出来了，也听到了家属的描述。

华哥扭头问老马："胸部CT做了吗？"

老马当然知道华哥的意思，华哥是怀疑患者可能有肺癌了。患者胸片提示是左下肺炎，但究竟是不是肺炎，会不会是肺癌，谁也不敢说。如果有CT，或许会看得更清晰一些。

病人的兄弟都有癌症，这是很明确的家族史了，正常的医生思维都要考虑患者会不会有肺癌可能。患者如果肺癌严重，癌细胞堵住了支气管，或者严重影响了肺部组织，就可能会导致缺氧，这种情况下用抗生素治疗肯定是无效的。正因为如此，华哥才担忧。

老马说："病人10天前单位体检做了CT，片子没有，只有一张报告，报告当时没说看到有肺癌。"

老马的意思很明显，患者没有肺癌。10天前没看到肺癌，现在也就不可能是肺癌。肺癌不是 10 天内就能长出来并且影响这么大的，还是肺炎的可能性大些，只有肺炎才会发展这么快。

华哥同意老马的判断。

就在准备将患者转运至 ICU 的时候，他的病情突然变化了。这出乎老马和华哥的意料！

不管病因如何，先上呼吸机再做CT造影

护士冲出来说，患者心率很快，130 次 / 分，呼吸更急促了。

老马、华哥立即转身进入抢救室。

此时患者大汗淋漓，气喘吁吁，从眼神里能看到他的惊恐。他跟旁边的护士说："赶紧，给我调大氧气，难受。"

血氧饱和度掉到了 88%。

这不是好事情。老马皱着眉头，说："看来患者等不及上 ICU 了，说不定在这里就要气管插管上呼吸机了。"老马用听诊器给患者听了双肺，双肺呼吸音呼呼响，对称的，不是气胸。

华哥多留了一个心眼，问老马："不会有心脏的问题吧？刚刚患者女儿说他有高血压，患者严重缺氧的情况下有可能诱发心肌梗死，如果是心梗……"

华哥话还没说完，老马就点头，让旁边的规培医生帮忙再给患者拉个心电图，同时调高了吸氧浓度，让护士做好气管插管准备，另一

个护士紧接着就把呼吸机推过来了。

这的确是一支训练有素的急诊队伍。

老马说对华哥说："今天总共做了两次心电图了，都没有看到明显的异常。也查过肌钙蛋白、心肌酶等，都是正常的，刚刚你也看过了。之前的证据不支持急性心肌梗死，但现在会不会突发心梗的确不好说。"

心电图结果很快出来了，还是没有看到明显的心梗图形。

如果患者有心肌梗死，那么就会有缺血坏死的心肌细胞。这部分坏死的心肌细胞的电活动肯定是异常的，甚至不再有电活动。这时候拉心电图就能判断出来了。普通人看来弯弯曲曲的心电图轨迹，在医生眼里都是有价值的，升高一毫米、降低一毫米都有特殊的意义，个中玄机，三两句话讲不明白。

看来患者不是心梗，华哥猜测错误。

一个重症肺炎患者突然气促得厉害，而且排除了心梗、气胸等常见疾病，那么就只能用病情转差来解释了。患者翻了个身，或者是发生心律失常，都会导致心率加快、缺氧更严重。"那就插管吧，我跟家属谈，先在这里插了管再上去才保险。"华哥咨询老马的意见。

"等等。"老马一挥手，止住了华哥。

"什么情况？"华哥见老马神情有变，估计是有什么新发现。"不插管了？"华哥问。

"不是，"老马把心电图递给华哥，说，"你看患者这个 I 导联的 S 波，还有Ⅲ导联的 Q 波和 T 波，是不是有些眼熟……"

230

华哥一脸蒙，刚刚只顾着注意患者心电图的心梗信息去了，没看到心梗图形，他就放了心，也没再细看。但老马显然是有别的猜测，所以才会看得那么细致。

华哥接过心电图，按照老马的提示，重新认真地看了起来。

仔细看过后，华哥才恍然大悟："啊，患者该不会是肺栓塞吧！"一想起肺栓塞，他们俩就心惊胆战，半年前，一个肺栓塞的患者就在他们俩眼皮底下死掉了。

严重的肺栓塞，是会顷刻毙命的，丝毫耽误不得。华哥知道，老马更知道。但光靠心电图诊断肺栓塞还是勉强的、不充分的，心电图只能大致提供一个思路。真正要确诊肺栓塞，还是得靠 CT 肺动脉造影。老马想到这儿，已经飞奔出去找家属签字了，要家属同意做 CT 肺动脉造影。

老马告诉家属："患者现在病情更重了，怀疑有突发肺栓塞可能，必须要做这个检查。做了也不一定能救得回来，但起码有个治疗的方向，而且如果抢救及时，还是有机会的。"

关键时刻，老马把话都撂明白了。患者女儿害怕得不得了，她们刚刚在外面也瞄了一眼病人情况，大致懂了。人都这样了，各项检查来者不拒。"都做，有帮助的都做。"

"患者目前病情危重，我们得先给他气管插管上呼吸机，再去做CT，否则怕路上出意外。"老马又说。

"插管同意，呼吸机也同意。"小女儿哭了起来，大女儿做了决定。两个女婿也都表态，积极抢救。

患者现在缺氧严重，必须马上插管、上呼吸机。

肺栓塞会导致机体缺氧，是会发生大问题的。缺氧会让大脑变得迟钝，甚至导致昏迷。人体会反射性地加快呼吸，希望能从空气中获得更多的氧气。

有人要说了，这时候给患者加大吸氧浓度不就行了吗？还真不行，道理非常简单，因为患者肺泡里面不缺氧，粮仓是充足的啊，缺的是因为道路堵塞（肺动脉有血栓）而无法运送氧气的"保姆"（血液），保姆没办法到达粮仓，就没办法取得食物。这时候再怎么吸氧都没办法缓解患者的缺氧。我们要做的，是把道路清理干净，把卡在肺动脉上的血栓溶解掉。或采用介入手段碎栓，或手术取栓，让血液这个大保姆能顺利进入肺脏，获取氧气，再带给组织使用。

呼吸机能帮到患者吗？能，但肯定不能起到关键性作用。如果患者真的是肺栓塞，我们要马上溶栓，才可能有一线生机。但在诊断肺栓塞并溶栓之前，患者已经非常缺氧了，这时候还是得用上呼吸机。呼吸机不能逆转病情，但多少能缓解一些缺氧症状，因为我们可以把纯氧打入患者肺部，如果有血液能侥幸绕过血栓进入肺脏，就让它们多带点氧气，让它们撑得饱饱的，超负荷工作，这样或许能给机体组织多带点氧气。关键时刻，能多带一点算一点吧。

老马奔回抢救室，华哥已经帮忙准备好了所有气管插管装备。

"家属同意了吗？"华哥问。

"同意了，插吧。"老马说。

正常情况，应该是由急诊科老马给病人插管，毕竟这是在急诊科的地盘。但老马和华哥的关系够硬，关键时刻也就管不了那么多了。在老马跟家属沟通的时候，华哥已经做好准备要代劳了。

一刻也不耽误。

得到老马授权后，华哥三两下就给患者插上了气管插管，护士迅速把呼吸机接上，调到100%氧气吸入。一番操作过后，他们眼看着患者的血氧饱和度从82%升至了90%，然后就上不去了。血压也在掉，只有90/50mmHg。

看来真够呛。

老马已经联系好了CT室，还把呼吸内科的医生叫了下来。呼吸内科医生看过后，同意考虑肺栓塞，也同意CT肺动脉造影。

这时候请专家会诊太重要了，一来，多个人多个主意；二来，多个人分担责任。这是保护患者，也是保护自己。老马和华哥都懂这个道理。

老马亲自护送患者去了CT室。

此时ICU有急事让华哥处理，华哥先回去了。CT那边，老马一个人就能应付了，而且病人目前已经插管上了呼吸机，估计能扛住。华哥要回去准备床位，如果CT结果出来真是肺栓塞，就收过来准备溶栓治疗，只有把血栓溶解掉，患者才有一线生机。

华哥刚向上级汇报完，就接到了老马的电话。

老马语气平缓地说："就是肺栓塞，CT看到肺动脉多处有血栓栓塞，但没有完全卡死，幸亏还有一点血液能够过去，否则患者在急诊科就没了。"

患者的诊断终于清晰了。有可能一开始就是肺栓塞，而不单是肺炎。普通的胸片不能区分肺炎和肺栓塞，必须要 CT 才行。而普通的 CT 也不能明确肺栓塞，要 CT 肺动脉造影才行，也就是说，在做 CT 的同时要给病人静脉注射造影剂。原理前文也解释过，即造影剂顺着血流进入肺动脉，如果肺动脉这里有血栓卡住，那么这个部位是不会有造影剂流过的，这时候，CT 就能捕捉到这个变化，医生则据此推测这里有血栓。

"风险再大，都需要治疗"

在老马的保驾护航下，患者被安全转运至 ICU。

ICU 上级医生也来了，遇到这样的危急重症，有上级医生在会更稳妥。

患者此时已经被镇痛镇静了，插着气管插管，接着呼吸机通气，但呼吸还是比较急促。这是预料之内的，不解除血栓，患者的呼吸困难肯定也不会明显缓解，呼吸机的作用只是为患者争取一些时间而已。

华哥找来患者家属，跟她们说："目前诊断肺栓塞，病情很重，要治疗就只能做溶栓治疗。就是我们把一个溶栓药物打入患者血管，药物进入肺动脉，作用在栓子上，会逐步溶解掉这个血栓，只要血栓能溶解，血流就通畅了，患者缺氧也就会缓解。"

大女儿问:"风险大吗?"

"这时候顾不上风险的问题了,风险再大,都需要治疗。当然,溶栓的风险也是很大的,搞不好患者就脑出血了,或者其他地方出血。毕竟我们用的是溶栓药物,这些药物除了会作用在血栓上,还可能作用在其他血管壁上,可能会导致出血。皮肤的出血我们还不怕,最怕是脑出血,那样的话就不行了。"华哥跟家属解释着,拿出知情同意书,迫切地希望她们尽快签字,尽快治疗。

"如果不溶栓,病人很快就会死去,"看家属还在犹豫,华哥加了一句,斩钉截铁,"当然,溶栓也不一定就能救得了他,但是个机会。"华哥没敢把话说死。

有时候,医生不推家属一把,家属是没办法做出正确的决策的。

做吧做吧,两个女婿再次表态。

签字还是由女儿签字。总体来讲,家属还是非常积极配合治疗的,就是害怕和担心,这时候华哥还是尽力解释清楚,以防引起不必要的误会。

一切妥当之后,护士把溶栓药给病人用上了。

华哥盯着心电监护,不停地检查患者的四肢反应和神经系统反应,还时不时用电筒看看患者瞳孔,生怕这一针溶栓药下去,患者就脑出血了。而一旦有脑出血,四肢检查、神经系统检查、瞳孔变化等会有一些提示。

"有任何变化,都要及时复查颅脑CT,看患者是不是真有脑出血。"上级医生撂下话。然而,这话执行起来其实是很矛盾的,患者目前病情很严重，不大适合出去做 CT，但是如果不做 CT，我们又没办法准确判断是否有脑出血。两难。

所以，必须时刻关注患者的体格检查。

天快亮的时候，护士叫醒华哥。

"有麻烦了，患者手臂出现了大片瘀斑。"

华哥背后一阵发冷，顿时睡意全消。

患者手臂出现瘀斑，说明皮肤有出血，这肯定是溶栓药的影响，算是药物副作用了。

但华哥也发现了好消息。患者的呼吸已经没有那么急促了，血氧饱和度也升至了 97%。看来，溶栓药物真起效了。

华哥又仔细查了一遍患者的神经系统，还是没发现多大异常。

第二天白天，患者情况大为好转。

华哥乐了，上级医生也喜笑颜开。华哥把好消息带给了老马。

家属听到这个消息后也是千恩万谢，两个女儿笑着笑着又哭了。

患者很快清醒了，血氧饱和度升至 100%。

看来患者真是过关了。

既然患者清醒了，氧合也改善了，估计肺栓塞栓子也溶解掉了。为了证实这一点，华哥推病人去复查了一次 CT，结果如大家所愿，栓子基本消失了。

太幸运了，血栓溶解掉了，又没发生脑出血。

患者顺利脱离呼吸机，拔除气管插管。

然而，好景不长。

就在准备转出 ICU 那天，患者又出现了呼吸困难，他满头大汗，指着胸口说胸痛，不舒服。

华哥也是摸不着脑袋，这是要闹哪样啊？赶紧用听诊器给患者听了，没有气胸；又拉了个床边心电图，没有心梗，但仔细一瞧，似乎又有了肺栓塞的迹象！

"天哪，这不是开玩笑吧。"华哥哭笑不得。

华哥赶紧请上级医生过来主持大局，其他医生对这个病例也非常关注，大家展开了讨论。

患者第一次胸闷、呼吸困难是肺栓塞没有疑问，CT 肺动脉造影证实了，溶栓治疗效果也很好。但这次患者胸痛、呼吸困难还是因为肺栓塞吗，要再做一次 CT 吗？

无奈的是，这非常有可能。

华哥赶紧联系了患者家属，再次和她们沟通。华哥告诉她们，患者暂时转不出 ICU 了，因为可能再次发生了肺栓塞。

两个女儿一听，大惊失色，问怎么会这样。

华哥一时半会儿也说不出原因，只好说可能是患者发生肺栓塞的原因还没解决，所以再次发生了肺栓塞。肺栓塞常见的症状就是胸痛、呼吸困难，还有咯血。

前面说过，肿瘤患者和长期卧床、妊娠、口服避孕药的患者血液较为黏稠，有更高的血栓形成风险，比如下肢静脉形成血栓，一旦栓子脱落，就可能随着血流进入肺动脉卡住。但这个患者血栓形成的原因并不明确，而且华哥后来也给患者做过双下肢血管彩超，没有看到下肢深静脉有血栓。栓子哪里来的，不好评估，反正 B 超没看到。

出现这几个症状要考虑多发性骨髓瘤

　　形成血栓的原因一般有三个：一是血液黏稠，二是血流缓慢，三是血管内皮破溃。血液黏稠容易导致血栓形成，这很容易理解；血流缓慢也容易导致血栓形成，这个也不难理解；而血管内皮如果有破裂，一些凝血分子就会堆积上去，长此以往，也容易形成血栓。

　　所以，医学上建议患者不要长期卧床，因为容易导致血流缓慢，也建议汽车司机不要老坐着，要时不时活动一下，这些都是为了预防血栓形成。

　　现在不是考虑患者发生肺栓塞原因的时候，当务之急，先做 CT 肺动脉造影，看清楚是不是真的再次发生肺栓塞了，毕竟患者又缺氧了。

　　真是头疼，本以为明确肺栓塞了就可以解决问题了，没想到还来这么一出。华哥头都大了。

　　家属同意做 CT，再次签字。虽然签了字，但她们肯定有些想法，华哥自然知道这点，所以华哥反复给她们强调，肺栓塞病因还不知道，得一步一步来。我们只能尽全力，不能保证治好他。

　　这次 CT，果然不出大家意料。

　　患者的确是再次肺栓塞了，而且有好几处肺动脉分支被栓塞了。

除了肺栓塞，CT还显示了一个让华哥惊讶的结果：患者左边一根肋骨断了。

好端端的怎么突然就断了一根肋骨？华哥又陷入了沉思。患者没有任何撞击病史，这两天一直在ICU病房内，怎么会肋骨骨折呢？难道……华哥怔住了，刚刚在病房，好像患者咳嗽了几声，然后就不舒服了，难道是咳嗽把肋骨震断了？看来患者这次的胸痛，不仅是肺栓塞引起，也有肋骨骨折的原因在啊。如果当时仔细检查患者胸壁，估计能发现肋骨骨折。但先入为主了，一心想着肺栓塞了。幸亏这个骨折不严重，没有刺破血管或者肺部，否则后果不堪设想。

咳嗽导致肋骨骨折，这听起来骇人听闻，其实真有可能。有些骨质疏松的患者，剧烈的咳嗽、打喷嚏甚至急剧扭腰都可能导致肋骨骨折，这并不罕见。

华哥联系了胸外科，问这种情况要怎么处理。胸外科看了片子，说骨折不算很严重，可以保守治疗。经过讨论，确认患者再次肺栓塞，于是再次予溶栓治疗，并且继续抗凝治疗。溶栓是为了溶解掉已经形成的血栓，抗凝的目的是预防血栓的形成。

处理好病人后，华哥再次出去跟家属沟通。

家属听说患者有肋骨骨折的时候，又哭了出来，说："我爸爸怎么那么命苦，那么多病，这个不要命，那个就要命。"

家属这句话，彻底将华哥打醒了。华哥凌乱的思绪，像被人扯了一把一样，一下子捋清楚了！

是啊，一个病人怎么会同时有这么多疾病呢。患者除了有肺栓塞、贫血，检查还提示有肾功能异常，又有肺部感染，这次又增加了一个肋骨骨折……

难道一切都是偶然吗？难道这一切都没有联系吗？

患者的贫血真的是痔疮导致的吗？患者的肾功能异常真的是高血压引起的高血压肾病吗？患者的肋骨骨折，真的是骨质疏松吗？60岁的男性，会骨质疏松到一个咳嗽就骨折吗？

太多疑问了。

我们几个科室一直致力于处理患者的肺栓塞，以为肺栓塞处理后就完事了。不承想第二次发生肺栓塞，还检查出来一个肋骨骨折。CT所看到的患者骨密度都不是太好。

能不能用一个疾病来解释上述所有的异常呢？患者的血栓是哪来的呢？患者为什么那么容易就栓塞了呢？

血液黏稠、肾功能异常、骨折、贫血……这一切信息叠加起来，华哥逐渐有眉目了。因为他们不是第一次遇到肾功能异常、骨折、贫血同时存在的病人了。去年也有这样一个患者，最终在血液内科诊断为多发性骨髓瘤。

对，多发性骨髓瘤。多发性骨髓瘤并不少见。

正常情况下，我们的骨髓会生产很多正常的浆细胞，而浆细胞们平时的工作就是生产免疫球蛋白，免疫球蛋白是保护机体的，可以认为是特种兵。但在病理条件下，患者的骨髓错乱了，它们生产出很多不正常的浆细胞，这些不正常的浆细胞也会分泌很多蛋白质，但它们不是正常的免疫球蛋白，它们没有任何保护机体的作用，反而会霸着茅坑不拉屎，而且还浪费食物，阻碍正常浆细胞的生长发育……

它们会侵蚀患者骨头，导致骨质疏松，一不小心就会骨折。骨髓没办法正常造血，那么红细胞、血小板这种成分就会被迫减少，患者就会发生贫血，患上血小板减少症。这些坏蛋白会堆积在肾小管，引起肾损伤，肾功能异常。它们若是堆积在血液里面，就会引起血液黏稠，患者容易有头晕、眼花、乏力等表现，严重的情况会引起血栓形成，血栓一旦脱落……就是肺栓塞。

这就是前后两次发生肺栓塞的原因，也能解释患者当前所有症状！

一想到这里，华哥就压抑不住内心的激动和兴奋。

患者真的是多发性骨髓瘤吗？这个病多发于老年人，患者这个年龄也合适。华哥越想越兴奋，于是跟家属分享了这个可能性。家属将信将疑，但终究有个说法了，她们心里也好受了一些，问华哥那接下来要怎么办。

华哥说，我们请血液内科医生过来帮忙看看，可能要做一些基本检查，还要做骨髓检查。骨髓瘤，自然需要检查骨髓，否则没办法抓住最本质的东西。

跟家属沟通完毕后，华哥把多发性骨髓瘤这个可能性跟上级医生汇报了。上级医生同意请血液内科协助诊治。血液内科医生过来看了，觉得也像，也表示要明确诊断，得做骨髓穿刺检查。

家属同意，又签了骨髓检查同意书。

患者经过再次溶栓后，估计是血栓又通了，呼吸困难症状减轻了，但是胸痛还有，大概是肋骨骨折所致。华哥给用了些止痛药。而且患者没有发生脑出血的并发症，又一次逃离鬼门关。

很快，骨髓检查结果出来。真的是多发性骨髓瘤。

至此，终于真相大白。

华哥把骨髓结果分享给老马的时候，老马并不开心，多发性骨髓瘤也算是恶性肿瘤了，很难治愈。但是有些药物能够显著缓解病情，即便不能治愈，也能改善生活质量。

有人问怎么预防多发性骨髓瘤？抱歉，没法预防，因为病因不清楚。目前最好的应对方式只有早发现、早治疗。

心碎是一种病

	患者病历	
基本信息	男性，35 岁	
主诉	胸痛	
病史	高血脂	
会诊科室	心内科	
关键词	应激性心肌炎	

年纪轻轻突发"心梗"的单身汉

半夜三更，急诊科打电话过来说，有个怀疑心肌梗死的病人，让心内科医生去看看。

当时心内科值班的是轮科医生华哥。每一个临床医生都需要轮科，因为只有博采众长，才能真正做到独当一面。要知道，病人生病可不是按着教科书来的，一个胸痛，既可能是心内科的心肌梗死，也可能是呼吸内科的气胸，还可能是外科的急腹症……如果一个临床医生做不到眼界开阔，那他的医术是远谈不上合格的。

病人胸痛，怀疑心肌梗死，如果真的是急性心肌梗死，是需要紧急做冠脉介入治疗，且可以开放绿色通道的。尽快开通被堵住的冠状动脉，是拯救心梗病人最有效的手段。

前面也跟大家科普了，急性心肌梗死是因为心脏的血管被血栓堵住了，血流过不去，远端的心肌细胞自然就缺血缺氧了，很快就会坏死。心肌细胞不是一般细胞，它不能再生，死一个就少一个，死一批……那整个心脏都可能罢工了。心脏一旦罢工，发生心衰，病人就可能一命呜呼了。所以，尽快开通被堵住的心脏血管（冠状动脉）是治疗心肌梗死唯一有效的办法。若是在比较高级的医院，首选方案通常为用冠脉介入的方式（比如置入心脏血管支架）撑开狭窄的血管，去除堵路的血栓。

这是片刻都不能耽误的疾病！华哥自然知道。

华哥急忙赶到急诊科，病人正躺在抢救床上。华哥首先留意看了看病人头上方的心电监护，心率 120 次 / 分，血压 98/50mmHg，这个血压值对一个 35 岁的人来说，是偏低的了，或者可以说，患者休克了。血压那么低，全身的脏器都将得不到充分的血液、氧气，细胞新陈代谢自然会遇到障碍，时间一长，脏器就会崩溃，人会死亡。

问题不小。

急诊科医生简单跟华哥说明了情况，说病人因为胸痛，3 小时前来到急诊科，查了心电图，提示 Ⅱ、Ⅲ、aVF 导联 ST 段有所升高，而且肌钙蛋白值是升高的，高度怀疑是心肌梗死。

一般的心电图一共有 12 个导联，每一个导联都对应一定的心脏部位，Ⅱ、Ⅲ、aVF 导联对应的是心脏下壁，如果这几个导联有异常，往往意味着心脏下壁可能缺血坏死了，心内科医生一看，就知道大概是哪根血管被堵住了。

华哥仔细看了看心电图，的确有类似心肌梗死样改变。病人发病时间短，等一下会有更明显的改变，因为心肌梗死的心电图是动态演变的。

我们的心脏是在持续放电的，只不过这种"电"跟我们的家用电不大一样，心脏的放电仅能支配心肌的跳动，当然没办法点亮一盏钨丝灯。

我们把心电图的电极放在胸壁上，它能感受到电传导，然后记录在心电图纸上。缺血坏死的心肌的放电能力肯定是差的，这些也能如实反映在心电图纸上，从而帮助医生捕捉到关键信息。

按照患者当下的综合情况，诊断心肌梗死没问题吧？有典型的胸痛症状，心电图也有提示，肌钙蛋白值又有升高，该有的指标都有了。"要不要通知导管室，让他们做准备？"急诊科医生直接问道。

要想挽救心肌，唯一的办法就是打通血管，恢复血流。这一点，再怎么强调都不为过。以前华哥也遇到过病人家属不愿意签字手术的情况，一来二去耽误了半小时，这期间患者心跳停了，后来抢救了几小时都于事无补。

如果明确心肌梗死了，要么药物溶栓，要么做介入放支架，通过支架撑开狭窄的冠状动脉，恢复血流。二者当中一般首选介入治疗。

病人告诉华哥，今天早上自己突然就胸痛起来了，闷痛为主，以前从来没有过类似表现。

华哥马上再次给患者做了心电图，同时再抽血化验肌钙蛋白，结果出来，拿着两个时间点的心电图一对比，可以看出确实存在急性心肌梗死，而且是心脏的下壁、后壁心肌梗死。

应立即介入治疗！华哥报告给了科室主任，主任赶到后迅速指示。

华哥问病人："有没有家属陪同你一起来？"

病人虽然意识清醒，但是眉头紧锁，不知道是紧张，还是害怕，说没有家属来，是自己一个人打了急救车电话过来的。

华哥有点诧异，病情这么危重的患者，没有家属在是相当麻烦的。

主任听到华哥说没有家属在场时，表示为今之计只能让患者自己签字。总不能没人签字吧，如果真没人签，那得马上联系医务科，让他们想办法。我们只负责救命，杂七杂八的事情管不了那么多。

主任说完后，去导管室准备了。华哥问病人："你结婚了没有？如果结婚了，就把你太太叫过来。毕竟是这么严重的疾病，必须有亲属在场。"

他侧过脸，淡淡地说了一句："前几天离婚了，不用找她。"

听到这个消息后，华哥有些惊讶，接着问道："你父母呢？在不在广州？"

他摇摇头，说："父母都在老家。广州就我一人，没有亲属，不用找了，要签什么字，我自己可以。"

听到这些，华哥突然觉得有点悲怆，只好跟医务科备案，告诉医务科有这么一个情况。万一患者在手术台上死了，那就麻烦了。且不说谁要对此负责，就连遗体谁认领、费用谁来结都是问题。医务科就是干这个事的，得让他们来操这个心，主任之前跟华哥交代过了，"咱们干好咱们的活就好"。

话是这么说，实际上面对这种特殊情况，医生自己也不可能坐视不理。

肌钙蛋白值升高，不一定就是心肌梗死

一切准备就绪，病人迅速被送入导管室。

这么年轻就心肌梗死，华哥也是第一次见。患者高血压、高血糖病史没有，仅有一个高血脂的病史，也不吸烟。说实在的，没多少高

危因素。年纪不大、没多少高危因素的人都发生了心肌梗死，这实在是令华哥自己都害怕，总觉得不知道什么时候，自己也可能发生心肌梗死。主任进入导管室后开始争分夺秒，华哥则在病房继续处理其他病人。

很快，主任出了导管室，跟华哥说，不是心肌梗死。

华哥蒙了一下。

"不是吗？诊断依据很充分啊，发病过程也是非常典型。怎么不是心肌梗死呢？"华哥向主任表达了疑惑。

主任回答道，冠脉造影看到患者的冠状动脉很通畅，并没有明显的狭窄，也没有血栓形成，的确不是心肌梗死。

华哥感到十分疑惑，他能感觉到，主任对此也是大惑不解。

虽然不是心肌梗死，但患者的病情还是危重的，下了手术台后，复查肌钙蛋白还是持续升高。

不是心肌梗死，那会是什么呢？还有什么疾病能够同时表现出胸痛＋心电图改变＋肌钙蛋白值升高呢？

患者被送入了监护室。

心内科紧急进行了疑难病例讨论，同时密切关注患者的心电图、肌钙蛋白值变化，还有其他指标的改变。为了进一步排除其他致命疾病，比如主动脉夹层、肺栓塞等，他们还给患者做了胸腹部 CT 平扫＋增强，所幸结果是正常的。

某些时候，肺栓塞、主动脉夹层也会表现出类似急性心梗的症状，尤其是胸痛。心肺不分家，有时候影响了肺脏的疾病也会侧面影响心脏，所以因肺栓塞而出现心电图的改变也是有可能的。肌钙蛋白是心脏肌肉细胞特有的，肌钙蛋白值升高往往提示心肌细胞破裂、坏死，但这个破裂、坏死不一定就是冠脉堵塞缺血坏死（心肌梗死），也可能是其他疾病导致的心肌细胞破坏、坏死，比如心肌炎。

举个简单例子，我们把心脏比喻成一所房子，冠状动脉就是房子的水管，心脏传导系统是房子的电线，心肌细胞就是房子的墙壁。现在房子出了问题，不能住人了，有可能是因为水管生锈阻塞而断水，有可能是因为电线短路而断电，也有可能是因为墙壁裂了而漏风……

既然一时半会找不到患者的真正病因，那就先密切监测吧。

还好，患者的生命体征逐渐稳定，血压也提升至120/80mmHg。

第二日，病人自己在床上吃稀粥，头发凌乱，胡子拉碴。华哥走过去，问他胃口如何。

他淡淡笑了笑，说一般般，能吃两碗白粥，饿不死就行。

"你得的不是心肌梗死。"华哥望着他说。

"我知道了，他们昨天都跟我说了，是不是都无所谓。"他望着华哥说。

这个回答，更加出乎华哥的意料。

"我知道自己肯定会有问题，"他低下头，吃了一口粥说，"几天前跟老婆离婚了，孩子也归她了，公司也炒了我，哈哈，这一切都是我罪有应得。"

他最后笑的两声，惊醒了华哥。

难道是心碎综合征？

极度的悲伤，对心脏而言是个巨大的刺激，这很有可能导致心肌细胞的损伤。患者可能会出现剧烈胸痛、胸闷，类似心肌梗死的表现，但冠状动脉造影是正常的，并非是心肌梗死。

这个病很少见，华哥从来没见过，仅仅是在新闻上看到过。

华哥跟主任表达了自己的想法，主任马上赞同华哥的观点："对，很可能就是应激性心肌炎，俗称心碎综合征，我们科也算是第一次遇到这样的情况。"

什么是应激性心肌炎？

应激性心肌炎，是自限性疾病，虽然发病时有点吓人，类似真正的心肌梗死，但毕竟不是冠脉堵塞，所以不会形成致命的威胁。

还是用我们刚刚举的那个例子，心脏就像一所房子，如果是真的心肌梗死，那意味着水管堵塞了、断水了，很快房子就会倒塌。可心脏毕竟不是真的房子，普通房子缺水不会倒塌，但心脏这个房子一旦没水（血液）就会坍塌。患者的心碎综合征，不是水管的问题，而是类似被人狠狠撞击了一下心脏，强烈的撞击导致部分心肌细胞破裂，那么肌钙蛋白值就会升高。撞击带来的后果远远比冠脉堵塞轻微，撞击后即使不治疗，好好休息也能恢复，但如果冠脉堵塞了不及时开通，整个心脏就会全军覆没。

华哥跟患者说，可能是心碎综合征，并且把发病的机制告诉了他。患者听后，沉默不语。这个疾病的名字，听了就不是很舒服。当然，并不是真的发生了心脏碎裂，心碎只是情感上的诊断，不是物理上的破碎。如果真的是物理上的心脏碎裂，患者必定当场毙命，绝无生还可能。心脏是人体的血泵，泵不转了，血就不动了，全身都会缺血缺氧，大脑缺血 6 秒就会晕倒，大脑缺氧 4～6 分钟就会发生不可逆损伤甚至脑死亡。

还好，患者是幸运的。

经过保守治疗后，患者健康逐渐恢复，几天后，他就要求出院了。直到出院那天，他都是自己一个人处理所有事情。

他似乎又是不幸的。

人生真的是无常。珍惜眼前人，活好当下。

我是 1 型糖尿病患者，
也是个失恋的女孩

患者病历

<

>

基本信息	女性，28 岁	
主诉	注射过量胰岛素	
病史	1 型糖尿病	
会诊科室	ICU	
关键词	糖尿病 脑死亡	

"她倒在地上的时候，旁边散落着平时常用的胰岛素"

120 车拉回了一名 28 岁年轻女性，到急诊科的时候，人已经昏迷了。急诊科医生说，这个女孩子是在家注射过量胰岛素自杀，父母及时发现才打的 120。

自杀的年轻女性，每个年代都会有很多，最常见的原因估计大家通过看电视剧或多或少也知道——多是为情自杀。

对于有自杀行为的病人，医生很少会关注他们的自杀动机（那是警察的事情），只会关注其自杀的方式，因为那涉及治疗和预后。其中有些比较极端的自杀者，不管医生多努力，终究还是无力回天。

眼前这个年轻的女病人，我们当然希望她能活下来，毕竟太年轻了，她的父母也哭着求我们一定要救救她。

她的父母说，发现她的时候她是躺在房间地上的，已经神志不清了，他们赶紧打了 120。

她的父母还说，她倒在地上的时候，旁边散落着她平时常用的胰岛素。

"对了，她有糖尿病，十多年了，是 1 型糖尿病。"她妈妈红着眼睛告诉我们，患者这十多年来一直在使用胰岛素。

糖尿病有很多种类型，其中最常见的是 1 型糖尿病和 2 型糖尿病。之所以将其区分为不同类型，是因为二者发病机制不一样，治疗方法也不大一样。2 型糖尿病就是中老年人易患的糖尿病，而 1

型糖尿病多见于年轻人、少年和儿童。

为什么会叫"糖尿病"这个名字呢？因为得了这种病的患者的尿液含糖量很高，尿液甚至是甜的，而正常人的尿仅有微量的葡萄糖。

尿里面有糖，多数是因为血液里面的葡萄糖太多了，当血液流到肾脏时，多余的糖分会随尿液排出，导致尿糖。

为什么血里面的葡萄糖会增多呢？这个原因就很复杂了。简单来讲，葡萄糖一般会进入细胞，给细胞提供能量，这一环节必须借助胰岛素来实现。胰岛素就好像一把钥匙，能打开细胞大门，让葡萄糖进入。当胰岛素（钥匙）缺失或者不好用（不敏感）时，葡萄糖就进不去细胞大门了，成千上万的葡萄糖就会堆积在血液循环里，晃晃悠悠无所事事，导致血糖浓度升高。血糖浓度长期居高不下会引起一系列的问题，比如加剧血管硬化、变性及神经损伤等，最常引起肾脏、视网膜、心脏、神经、皮肤疾病，出现肾功能损害、视网膜病变、糖尿病足等，严重的会导致肾衰竭、双目失明、截肢等，让人痛不欲生。

1型糖尿病的产生，是因病毒感染等原因损害了胰腺里面的胰岛，胰岛无法合成足够多的胰岛素，造成大量葡萄糖堆积在血液里面。要治疗1型糖尿病，只有一个办法，那就是人为补充胰岛素。自从人类实现了人工合成胰岛素，这类糖尿病患者已然迎来了春天。

糖尿病虽然不能治愈，但是通过适当的药物（胰岛素或者降糖药）治疗、生活方式调整，是完全有可能控制好的，也完全可以避免严重并发症的发生，患者也完全有可能回归社会。能降低血糖的胰岛素是宝贝，但它也可能会导致患者出现低血糖，甚至存在低血糖昏迷、死亡的可能，可谓成也萧何，败也萧何。

眼前这个女病人，非常有可能是使用了过量的胰岛素导致严重低血糖，出现昏迷，如果抢救不及时，患者随时会因为低血糖而死亡。要知道，高血糖的死亡风险是以年计算的（极高的血糖除外），而低血糖的死亡风险则是以秒计算的。

出救护车的急诊科医生说，现场测过了患者血糖值，仅有0.9mmol/L（正常人空腹血糖值范围为 3.9 ~ 6.1mmol/L，低于3.9mmol/L 就是低血糖了），已经给静脉注射葡萄糖了，回到急诊科复测时，血糖值为 8.9mmol/L。

按理来说，如果低血糖能被及时发现、及时处理，人很快就会清醒的。但这个女孩到急诊科的时候还没有清醒过来。老马寻思着，要么是低血糖时间太长，损害了大脑，要么是合并了别的原因。

想到这儿，老马靠近了病人，顿时闻到一股酒味。酒味不太浓，鼻子不是太灵的人未必闻得出。

"她喝酒了，"老马指着病人说，"我去问问她家属。"

老马在抢救室门口找到患者家属，直截了当地问："病人昏迷之前有没有喝酒？她平时有没有喝酒的习惯？"

患者父母愕然，面面相觑，眼泪还没擦干，说女儿平时比较乖，不怎么喝酒。但很快她爸爸就反应过来了，说："出事时记得房间里面放着一个白酒瓶子，地上也湿了一片，现在回想起来应该是酒，只不过当时太害怕紧张了，没反应过来。"

老马说："病人除明确了低血糖，还可能喝了酒，需要进一步检查。"

病人父母连忙道谢，表示希望尽一切努力治疗。说着说着，看着不省人事、生命垂危的女儿，病人妈妈又号啕大哭起来。

过了好一会儿，病人父母稳定了情绪，跟老马说了事情的经过，老马才知道病人的确是为情自杀——跟男朋友分手了。一开始病人父母还遮遮掩掩，不想说，只说她喝了酒，还注射了胰岛素，对，是过量的胰岛素，因为胰岛素笔上显示剂量几乎没有了。如果不是他们提前回到家，就永远失去了这个女儿。

前面我们讲了，过量的胰岛素会迅速降低人体的血糖，严重的低血糖是会致命的，而且是会马上致命。

这个年轻的女孩当然知道这点，估计是跟男朋友分手后，伤心欲绝，本想借酒消愁，后来冲动之下干脆给自己注射了大量胰岛素，想以此了结性命。

"患者能不能醒以及什么时候能醒，现在还不好说，一切都需要边治疗边观察。"经验丰富的老马对家属说。当医生的，尤其是急诊科医生，任何时候都不能把话说满，否则一旦病情走向出乎意料，容易出事。

老马跟家属解释后，让他们签署了病危通知书，同时还告诉家属，为了排除脑部疾病（比如脑出血等）的可能，要做颅脑CT。"这么年轻的女性不大可能是脑出血，但'不大可能'不代表'没可能'，如果患者有颅内动脉瘤，那随时都可能爆掉，动脉瘤一旦爆裂，人会迅速昏迷，甚至马上死亡。"

病人父母听了这话，当即表示同意一切检查，并且愿意承担所有治疗风险，只希望医生尽力。

医生最希望遇到这样的家属，好说话，不浪费时间，不浪费精力。

颅脑 CT 做了，没问题，不是脑出血，昏迷估计还是低血糖和喝了点酒的原因。老马心想。

然而，急诊科的剧情走向总是出人意料。

"脑死亡"是否等同于真正的死亡？

就在急诊观察期间，患者突发呼吸节律异常，血氧饱和度迅速往下掉，这代表患者突然发生了急剧的缺氧。任老马经验再老到，也是被吓得不轻，眼看着呼吸就要停了，老马让下级医生赶快跑去跟家属沟通，自己则马上找来气管插管箱，迅速给患者做了气管插管，接了呼吸机，才稳住了呼吸氧合。

插管上机后，老马便去了 ICU，ICU 又是华哥值班，华哥闻讯马上跑去会诊了。经过评估，华哥认为患者目前生命体征不稳定，出于安全考虑，还是安排来 ICU 实时监测会更妥当。家属早已茫然无措，此时无论医生给出什么建议，均反复表态说："只要能对治疗有帮助的，都做。ICU，进。"

患者收入 ICU 后，ICU 组织了好几次科内讨论。

为什么她的呼吸会出现问题？当时急诊科考虑了两个原因：一个是

酒精中毒，一个是用了过量的胰岛素，这些因素都可能置她于死地。

但送入 ICU 治疗已经几天了，患者依然昏迷，没有一丝一毫清醒的迹象。可能导致昏迷的原因太多了，像严重的呼吸衰竭、心力衰竭、肾衰竭、肝功能衰竭、低血糖、脑出血、脑梗死、脑肿瘤、脑炎等疾病都会导致昏迷。还有很多少见的原因，比如中毒、恙虫病、伤寒、癫痫、疟疾等。ICU 医生们甚至怀疑她会不会新发脑血管意外，再次做了颅脑 CT 检查，没看到出血，没看到梗死。

病情越来越重，华哥跟她父母如实交代："目前看来很有可能是低血糖时间过长导致脑损伤，现在病人连自主呼吸都还没有恢复，说不定会有脑死亡。"

一听到"脑死亡"三个字，女孩的父母瞬时崩溃了，母亲在接待室号啕大哭。脑死亡说白了，就是死亡。一般意义上的死亡，判定依据是心脏停搏；而有一类病人，心脏没有停跳，但是大脑严重受损到失去脑功能的程度，连呼吸中枢都破坏了，呼吸必须靠呼吸机来维持，医学上把这类情况叫"脑死亡"。

如果真的是脑死亡，那么余下的治疗就没有任何意义了，当然，这是对医生而言。对家属来说，有时候只要人还有心跳，他们就愿意倾家荡产来维持，即便这是非常不明智的。

女孩父亲红着眼睛问华哥："真的没有办法了吗？"

华哥只能告诉他："我们会全力以赴，并且会请不同专科的专家教授过来会诊，帮忙出谋划策，看看能不能有机会挽救。"

患者住在 ICU 的这几天，每天探视的只有她的父母，此外别无他人。华哥慢慢得知，她是独生女，如果就这样撒手而去，白发人送黑发人，真的是人间悲剧。

有一天白天，来了一群人要探病，都是她的同事。经过一番交流，华哥知道了她在一家游戏公司上班。同事们问了几句情况，唏嘘了一阵子便离开了。华哥本想八卦问问，女孩的男朋友是否知道（她自杀）这件事，但忍住了，作为医生，不该问的不要问。探病的同事走后，华哥不禁感慨，人这一辈子会遇到很多你以为重要的人，但在最关键时刻，真正心疼你的，只有你的父母。真正为你落泪伤心的，也只有你的父母。如果你运气足够好，能遇到另外一个肯为你落泪的人，请一定要跟他好好相处。

很可惜，她可能没有机会了。

那天夜班，华哥把病房都巡视了一圈后，准备睡觉。这时候护工王阿姨来到女孩床边，很认真地收拾了她的头发，然后用湿纸巾给她擦脸。

一般情况下，护工是不大可能这么仔细地给病人擦脸、收拾头发的。

王阿姨大概看出了华哥的疑惑，说："这是她父母要求的，说她平日里爱漂亮，如果醒来后看到自己头发乱糟糟的，会很难受。"

华哥说："即便她醒来了，也看不到自己的样子啊，这里也没有镜子。再说，都病成这样了，哪还有心思管这些。"

"她妈妈说这几天陆续还会有同事、同学过来看她，希望我们给收拾整洁一点。"王阿姨小心翼翼地擦拭着她的脸庞。

"这张脸本来是长得挺俊的，只是口里插着气管插管，看起来怪可怜的。这么年轻漂亮的一个女孩子，如果就这样走了，那就真的是……"

她没有往下说，大家都明白的话，没必要往下说。

华哥转头径自回到办公室。

目前 ICU 认为这个女孩子可能是低血糖时间过长导致大脑损伤，跟酒精的关系可能不大，因为该处理的都处理了，而且已经过了 5 天时间，再深程度的酒精中毒都应该醒来了。此外，这几天还测了她血液里的酒精浓度，并不是很高。其实当时送来的时候也不是很高，一瓶 500mL 的白酒，估计她没喝几口就喝不下去了，都打翻在了地上，她父母也说她从来不喝酒。

然而，她现在情况着实不妙，对外界的刺激完全没有反应，无论她父母怎么呼唤她，都没有反应，各种生理反射都是消失的，这已经是一种深昏迷状态。再加上没有自主呼吸，真的有可能脑死亡了。

换句话说，此时此刻如果不是靠呼吸机的维持，她或许早已经离开了我们。

现在医生们是一边治疗，一边等待。

等待什么？等她恢复自主呼吸，等她能自己醒过来。

而在这期间，华哥也要去跟神经内科沟通，因为她有可能脑死亡了。

一旦诊断脑死亡，按照程序，科室会跟家属商量是否接受器官捐献的事情。这是个悲伤的话题。华哥联想到前段时间 ICU 住着的另外一个年轻人，一个 21 岁的小伙子，车祸导致颅脑外伤，治疗了

4个星期，情况实在糟糕，虽然手术也做了，但还是诊断了脑死亡。每次接待他的父母，华哥都深感无助，不知该如何安慰，这实在是人间悲剧。

小伙子是重型颅脑外伤，一开始医生就不抱希望了，但父母不肯放弃，坚决要治疗，无论如何都要拼尽全力。手术做了，于事无补，术后一直躺在ICU，没有自主呼吸，需要靠呼吸机维持。直至最后，家属终于认命了，签字脱机，并表示愿意接受器官捐献，绝望的父母觉得，这样也算是儿子以另一种方式留在了人间。

对这个家庭来说，脑死亡当然是个巨大的悲剧。但一旦家属愿意接受器官捐献，对另外一拨等着被救的人而言，则是一个希望的开始。

医生处在这两者之间，要做到不悲不喜，其实也不容易。

眼前这个昏迷的年轻女孩子，会不会也是脑死亡呢？虽然病情严峻，但就目前来看，一切似乎言之过早。

诊断脑死亡是一个非常谨慎的决定，在此之前，医生们还要做很多工作。

医生有时也得干侦探的活儿

有一次探视，女孩妈妈跟华哥说，她（病人）跟男朋友谈了3年多了，有结婚的准备，那小伙子跟她是同一家公司的，后来不知何故，他们又分开了，估计是她男朋友知道了她有这个病。不管是1型还是 2 型糖尿病，都是无法治愈的。没有人希望自己的另一半有终身疾病，尤其是糖尿病这样的顽疾。女孩妈妈不住地叹气。

"咱们这个病虽然不是绝症，但是需要长期用药治疗，人家难免有忧虑，既然如此，就不用强求了。"妈妈当时这样安慰女儿。

很明显，她的安慰没有任何效果。

半夜华哥醒来，看了一下患者的心电监护，血压似乎低一些了。华哥问护士："她的血压什么时候开始有了下降趋势？"护士看了一下护理单，说："也就刚刚才下降的，之前都还好好的。"

华哥又查看了她一天的液体出入量，都还行，尿量也没有特别多，血压怎么就低了呢？情况特殊，绝对不能大意。

华哥再次仔细地回顾了一遍她的资料……

"这个女孩子也挺可怜的，有什么想不开的，竟然就自杀了。"护士小冯边抄着记录边说。

华哥嗯了一声，翻开患者的眼皮，用手电筒照了一下，又看了看她的瞳孔，瞳孔很小。很多昏迷的病人瞳孔都很小，原因很多，此时华哥没有深究。

"听说今天她的男朋友来看她了，李医生，你知道吗？"小冯问。

"她很多同事来看了，这个我知道，但是我不知道她男朋友也来了，这个男朋友，算是'罪孽深重'了。但话又说回来了，似乎也怪不得人家。"

小冯跟华哥八卦了一下她的见闻，这时候，一个实习的小护士也凑了过来，跟小冯说："老师您不知道，昨天我同学的医院也收了一个自杀的女生。"

"这么多人自杀啊……"华哥漫不经心地接了一句。

小护士见华哥也搭话了，顿时来劲了，说："老师您不知道啊，我同学那个医院，三两天就能收到自杀的病例，多数都是女孩子呢。"

"你同学那是什么医院啊？"华哥笑着说，"怎么净是自杀的人。"

小护士甜甜地笑了一下，戴着口罩，只露出两只弯弯的眼睛，说："老师，我同学是在北边山区的一家医院，那里是有很多中毒、自杀的病人的。"

华哥哦了一声，接着说："那你说说，你同学医院那个自杀的女生，是为什么自杀啊？"

"为什么自杀我不知道，听说也是跟感情有关吧，不过她是吃了安眠药自杀，没有我们这个3床这么严重，人家当天就醒了，我们3床这个小姐姐却睡了五天五夜了……"小护士连珠炮似的说了一堆，说到后面，语气明显流露出对3床女孩子的同情。

"又是安眠药自杀啊，这太老套了吧。"小冯嘀咕了一声，继续抄写她的记录。

"老师，您不知道，很多人都有安眠药啊，我身边很多闺密都有，吃一点就安眠，吃多点就自杀了，好方便的……"

说到这里她顿时停下来了，可能是觉得自己说"自杀好方便"这句话影响不好，尴尬地挠挠头，笑了笑。

空气陷入安静，然而此刻的华哥，却觉得自己被雷电击中了一样，他飞快地回忆了3床住院的过程。病人昏迷的第一现场是家中，她父母说周围发现胰岛素笔，还有洒在地上的白酒，到了急诊科，测了血糖很低，所以大家都认为病人是低血糖昏迷，而且有可能是酒精中毒。虽然经过积极治疗，但是病人没有清醒过来。后面病人呼吸快要停止了，我们才给插了气管插管，接上呼吸机治疗。为什么呼吸会不好？当时也是考虑跟低血糖深昏迷有关。

但是所有人都忽略了一个非常重要的点！眼前这个护士妹妹提醒了华哥。她有没有可能是安眠药中毒呢？完全有可能啊！女孩子自杀不是大都选择服用过量安眠药吗？虽然昏迷的第一现场没有发现安眠药盒，但是她完全可能是先吃了安眠药，再注射的胰岛素或者喝了酒！

华哥越想越激动。如果她是安眠药中毒，而不是低血糖昏迷，那就有救了！严重低血糖会损伤中枢神经系统，而且这种损伤可能是不可逆的，如果她真的是低血糖导致的深昏迷，而且已经五天五夜了，那么她能清醒过来的概率就太低了，因为大脑细胞都死得差不多了。

但如果她是安眠药中毒，那么就还有机会。

"太好了！"华哥忍不住喊了出来。小冯和小护士被他的举动吓住了。华哥望着小护士，激动地说："你这小姑娘，可能立了大功啊。哈哈。"说罢，忙冲进办公室，拨通了3床患者父母的电话，接电话的是她爸爸。华哥说："叔叔你好，是这样的，我们现在在讨论你女儿的情况，觉得有必要弄清楚她有没有吃安眠药中毒的可能。她平时有没有吃安眠药睡觉的习惯？"她爸爸呃了一声，然后说没有。

"是没有，还是你们不大清楚？"华哥继续问。

"应该是没有的，平时我们去挂号拿的药都只是胰岛素而已，没看她开过安眠药啊。"

"那这样，叔叔，麻烦你们在家仔细找找，看看有没有一些安眠药的药盒子之类的，就怕她自己买了安眠药没跟你们说。"挂了电话之后，华哥的心情久久不能平复。看着满病房的病人，个个都插满了管子——气管插管、胃管、深静脉穿刺管、动脉置管、胃管、尿管、胸腔穿刺管、腹腔引流管等，想想其实他们也挺可怜的。

眼前这些病人，有些能走出 ICU，有些则在这里失去了生命。医院里常说，ICU 就是阴阳间交界的地方，假如真的有阴间的话，ICU 是距离阴间最近的地方，但也是最早能看到生命曙光的地方。

此时电话响了，是病人爸爸，语气颇有些沮丧。他说他们找了很久，都没有发现家里面有其他药物盒子，他闺女应该没服用过安眠药。

难道真的不是安眠药中毒吗？看来华哥高兴得早了。

一通起"死"回生的电话

华哥刚挂了他电话，又有电话打了进来。"哪里？"他拿起电话问。

"你这里是 ×× 医院 ICU 吗？我是 3 床患者的朋友。"是个男生。

华哥问他有什么事，他说，刚刚病人的爸爸找了他，问知不知道她有没有吃安眠药睡觉的习惯。"我跟她相处了几年，没听她说过有睡眠方面的问题。但刚刚我查了一下她支付宝的付账记录，看到上个星期二她网购了一瓶药，叫地西泮片。我百度了一下，这是个安眠药，想着是不是对你们的治疗有帮助，所以打电话跟你们说清楚。"

华哥听后，兴奋不已，一连说了好几次"有帮助"，都有点语无伦次了。华哥明白了，电话那头应该是病人的男朋友，听声音他也是挺害怕、懊恼的。发生这样的事情，谁也没想到，谁也不想。

病人并没有睡眠方面的障碍，但她的确买了安眠药，而且不是通过医生开处方买的，而是偷偷买的，这点在动机上值得怀疑。她如果想自杀，很有可能是通过吃安眠药来自杀。睡一觉就过去了，没痛苦，或许她是这么想的。但口服安眠药没那么快吸收并发挥药效，而她一心求死，等不及了，所以给自己注射了过量的胰岛素。她自己肯定知道过量胰岛素会导致低血糖，会致死，她要的就是这个后果。至于那瓶白酒，搞不清楚是什么时候喝的，只有等她醒了，问她本人才知道。

如果是大剂量安眠药中毒，完全可以导致深昏迷，丧失自主呼吸，并且血压也会低，各种生理反射都可能减弱甚至消失，有点类似脑死亡……但它不是真的脑死亡，大脑仅仅是暂时进入了一种冬眠状态。等到药物效果过去了，或者我们使用了药物对抗，大脑就可能复苏！

越想越兴奋，事不宜迟，华哥拿起电话打给了主任，把他的猜测和病人男朋友提供的信息都告诉了主任，请他定夺。主任听完，很快就做出了决断，让华哥今晚就给病人用安眠药拮抗剂，并做血液净化治疗。

就在这时，小冯的声音传来："3床的血压越来越低了！"

华哥暗暗叫苦，真是一波未平一波又起。挂了主任电话后，他跑到床旁盯着血压监测数据，只有 70/40mmHg 了。华哥吩咐小冯赶紧用升压药，先把血压稳住，毕竟如果血压垮下来了，那么病人就更加凶险了。接着打电话给病人父亲，告诉他目前的判断，同时也不大情愿地向他交代了，病人目前情况不好，血压低，随时有生命危险，有可能血压扛不住就会走掉。

病人父亲一听，慌了，说他们马上赶来医院。华哥说："现在要做血液净化，要签字的，我们先做了，你们后面再补签字。"他同意了，说所有治疗统统都同意。搞定家属，华哥迅速给病人做了右侧颈内静脉穿刺置管，然后接上血液净化机，不停催着护士们加快动作，"我们已经晚了 5 天时间，现在一秒钟我都不想耽误了。如果真的是安眠药中毒，那么这样的治疗肯定会有效，关键是她已经昏迷了那么长时间，能不能醒过来就是未知数了。"

病人的父母很快就来到了医院，华哥当着他们的面把他的猜测又说了一遍。

这位母亲红着眼睛听完后，扑通一声跪在地上，吓了华哥一跳，连忙伸手扶住她，说："阿姨赶紧起来，没必要这样的。"

患者母亲哭着说："医生，请你们一定要把我闺女救回来啊，我们就这么一个女儿，她可是我们的命根子啊。"她哭的声音很大，情绪有点失控。华哥让病人父亲帮忙把她扶起来，然后说："病人目前情况虽然危重，但是我们有了新的治疗方案，如果她的确是安眠药中毒，那我们这个治疗应该会有效的，给点时间，给点耐心看看，好不好？"

听到这话，她哭声小了些，缓缓点头。签好字后，华哥让他们回去休息，说今晚不需要在 ICU 这边等着，反正 ICU 都是全封闭管理，他们无法进入病房去陪伴，但他们执意要留下。

华哥说："天气冷了，你们在走廊这里过夜会很难受的。"

"女儿不在家，我们也睡不着，干脆就在这里陪女儿吧。"他们执意要留下。

看着老两口可怜的样子，华哥心头一酸，也不好再说什么，只能嘱咐他们把走廊的门关紧，别让风进来了。

那天晚上，ICU 医生们顺利地给病人做了血液净化治疗，同时也用上了安眠药拮抗剂。在用着升压药的情况下，她的血压逐渐稳定下来了，华哥猜想还是安眠药导致的血压低。

看着病人的血液被机器引出来，净化干净，又输了回去，华哥仿佛看到了她醒来的那一瞬间。忙了一天，他也累了，看了看时间，已经凌晨 1：00 了，扛不住眼睑打架，爬上床睡了。

快天亮的时候，护士叫华哥起来处理其他病人。就在靠近 3 床床边时，华哥瞥了一眼她床头的呼吸机，这一瞥不得了！

你猜他看到了什么？病人的呼吸机显示她有自主呼吸了！

华哥差点惊叫了出来。有呼吸了，意味着病人真的开始恢复了！

第二天一大早，主任查房，她已经能睁开眼睛了，虽然只睁开了一点，但已令所有人都兴奋得不得了。华哥用手写板写字跟她交流，问她是不是吃了很多安眠药。她闭上眼睛，许久才缓缓点头。

她真的活了过来。

在这里还想告诫诸位糖尿病患者，不要以为糖尿病是绝症，事实上，很多疾病都无法治愈，难道都是绝症吗？非也。或许我们中的多数人还没形成跟疾病长期共处的心态，其实只要悉心控制好病情，慢性病患者的生存质量是完全可以得到保障的。有时候，换一种生活态度，其实生活也并没有那么糟糕。生命只有一次，乃无价之宝，万望诸君珍惜！

即使"阅片无数"，医生也是普通人

患者病历

👤	基本信息	男性，64 岁
	主诉	咳嗽 2 年
	病史	尚未明确
	会诊科室	呼吸内科
	关键词	慢性咳嗽

咳嗽两年，"咳到怀疑人生"

早些年，老马在呼吸内科病房待过一段时间，那段时间见过很多有意思的病例，下面这个病例，曾经让所有在场医生感到背后发凉。

一名 64 岁的男性，据说是当地某局的退休局长，咳嗽了 2 年，用他自己的话来形容，就是"咳到连老妈都不认识了，咳到怀疑人生"。

老马第一次见他的时候，他的确咳得非常辛苦，似乎到了把肺叶咳出来才能舒服的程度。

每天早上 6 点左右，他总是会搬出一张凳子，坐在走廊，面前放一个痰盂。

东西准备齐全后，开始咳。

老马问他为什么要到走廊咳，不在病房咳。"病房的几个老伙计都还在睡觉，为了不影响他们，我只好来到这里咳。"他笑笑说。他看起来非常和蔼，一改老马对官员的刻板印象。

当时，呼吸内科的医生花了很多精力去寻找他不断咳嗽的原因。

慢性咳嗽最常见的原因是什么？

结合海内外知名专家的多项相关研究，我们可以知道导致慢性咳嗽最常见的几个病因是：咳嗽变异性哮喘、上气道咳嗽综合征（曾称鼻后滴漏综合征）、嗜酸性粒细胞性支气管炎（EB）、胃食管反流相关性咳嗽。

近些年，还发现了一个新的咳嗽病因，叫作变应性咳嗽[1]。

上述几个病因加起来，大概会占据慢性咳嗽病因的 80%。

知道这个有什么用呢？用处太大了，即便没有任何辅助检查，只要问问病人的一些基本情况，都可以按照经验来判断到底是什么病因。

刚开始，老马怀疑是咳嗽变异性哮喘，毕竟这是最常见的原因。

但是患者的咳嗽太特殊了，一次能咳半小时，一定要把肺深部的痰咳出来才舒服。做了肺功能检查，也做了支气管激发试验、舒张试验，都没见到明显异常，只好排除咳嗽变异性哮喘这个诊断。

而且患者也没有过敏性鼻炎、鼻窦炎、咽炎这类疾病，诊断上气道咳嗽综合征似乎也不符合实际情况。为了进一步排除，还给他用了好几天的抗组胺药物（抗过敏药物），一点效果都没有。

治疗过程中也完善了其他相关检查，都没有找到确切的证据，没办法找到咳嗽的病因。

这时候，就需要进一步检查了。老马跟患者说："我们要给你再安排一个胸部 CT 检查，看看能不能发现别的原因，比如肺结核、间质性肺病、肺癌、支气管扩张等可能。"

"不会是肺癌吧！"他有点担忧地看着老马。

"不大像，没见过肺癌会咳嗽两年都没发现的。但为了看得更细

---

[1]变应性咳嗽（AC）作为一种独立的疾病尚未得到公认，对它的界定目前还只是处于描述性的阶段，缺乏大量系统性的研究观察。主要指临床上某些慢性咳嗽患者，具有一些特应性的因素，抗组胺药物及糖皮质激素治疗有效，但不能诊断为哮喘、变应性鼻炎或嗜酸性粒细胞性支气管炎（EB），暂不宜归纳为其他疾病。

致，胸部 CT 必须做。"

"我也没有咯血，也没有胸痛，估计真的不是肺癌。"他自言自语道，估计两年里也查了不少资料。"所谓'久病成医'。成医虽然不敢当，但是多少对自己的病有些了解。"他自己说。

那天，科主任给他安排了胸部 CT，还特意做了增强，目的是更好地甄别是否为肺癌。

结果，没有肺癌，没有间质性肺病，没有支气管扩张，没有之前被列入考虑的疾病，大家仍然毫无头绪。

患者不是第一次做胸部 CT 了，2 个月前就在当地医院做过一次，同样没有发现什么异常。当地医生也是蒙了，才叫他转来这里。

没想到，到了这儿，大家也蒙了。

常规检查做完了，患者的咳嗽原因还是没找到，而且目前采用的所有止咳方面的治疗效果都不好。

每天一大早，他还是会坐在走廊过道上，使劲地咳。

整栋楼都能听到他咳嗽的声音。主任都笑了："看他中气这么足，应该不是什么恶性疾病，咱们再找找看。"

那天夜里他来找老马聊天，说："咳嗽真的难受，能不能在喉咙这里插一刀，把里面的痰都刮出来？"

他望着老马，神情不像是开玩笑的样子。

老马说："你可千万不要有这种想法，因为即便你插一刀进去，也没办法把痰刮出来，痰液并不像你想的那样轻轻松松就能刮出来。"

"我很难受，有没有什么药给我止咳，让我睡个好觉。来这里这么多天了，还是没能睡个好觉。"他说着，神情有些沮丧。

可待因是最强的止咳药了，但已经给他用过了，效果甚微。一时之间，老马真不知如何答复他。

"这样吧，明天我们给你做个纤维支气管镜检查，看看支气管里面有没有长肿瘤或者结核菌感染之类的，有些早期的支气管病变，CT 不一定能看到，只有纤维支气管镜能看。"老马想了会儿，想出这么一个办法。

"纤维支气管镜是什么？"患者问道。

"纤维支气管镜，就是把一根指头粗的管子插入你的鼻腔，一直进到你的气管里面，这根管子头部有摄像头，我们通过摄像头就能看到你气管里面的情况。"老马耐心地给他解释。

"痛苦吗？"他问。

"有局部麻醉的，一般还可以耐受，但是肯定不会太舒服。"老马跟他说。

"做吧，做吧，有什么办法都尽管尝试一下。"说完后，他就回房间了。

抓到了！气管里潜伏两年的"真凶"

第二天，呼吸内科集体讨论了这个病人的情况，最终决定给他做纤维支气管镜检查。

一切准备就绪之后，检查开始了。

纤支镜从患者鼻腔进入，过了鼻咽、口咽，就看到声门，顺着往前推，过了声门就进入了气管，患者麻醉做得好，还能耐受，只是轻微咳嗽了一下，还好。

纤支镜继续前进，到了气管分叉处，看到前面有点东西，黑乎乎的。

"那是啥？"老马指着屏幕问主任。

"他妈的！"主任居然爆粗口了。因为他也看到了，这个东西就卡在患者的左主支气管开口处，卡得死死的，推不动。

该死，凶手找到了！

这么一块大东西卡在气管里面，患者当然会不舒服，当然会咳嗽啊！

难怪患者想要把肺咳出来，这种情况真的非常难受，无法想象这两年他是怎么过来的。

"老王，你这个咳嗽的病因找到了。"主任边操作纤支镜，边跟患者说。听得出，主任放松了很多，舒坦了很多。病人此时仅仅是咽喉部局部麻醉，意识是清晰的，能听到旁人讲话。他很激动地猛点头，但一点头就咳嗽得厉害。

主任好不容易把支气管内部的这个异物夹出来了。

洗干净一看，像个鱼骨头，或者鸡骨头。

患者仔细想了下，说可能是两年前的一次饭局惹的祸，当时吃得太着急，呛了好一会儿，后来就不理它了，没想到，这个骨头竟然在支气管内藏了两年。

把这个异物取出后，患者当天咳嗽就缓解了很多，之所以没有完全消失，是因为局部支气管黏膜还是有炎症的，估计要过一阵子才能逐步恢复。

　　虽然大家千辛万苦地解决了问题，但是此刻所有人都后背发凉。

　　为什么？

　　骨头属于高密度的异物，按理来说胸部 CT 是肯定能看到的，怎么可能没发现呢？

　　但是不管当地医院，还是我们这家医院，CT 报告都是显示正常，并未见到支气管内有异常密度影。

　　主任赶紧找出两次 CT 的片子，自己认真寻找起来。

　　天啊！

　　"这里，支气管腔内，有一个非常明显的高密度影，这个肯定就是骨头！"主任说。

　　那为什么前后两次 CT 都没发现，没报告呢？估计是这个骨头比较瘦长，CT 看到的横切面比较细，跟一根针的粗细差不多，如果不是特别仔细去寻找，还真有可能看走眼。

　　从那次以后，老马就坚信，如果一个临床医生不会看片子，而是依赖报告，那迟早会出问题的。放射科医生毕竟也是普通人，人的视觉会偶有纰漏。当然，放射科也有自己的阅片审核机制，下级医生看完后，上级医生还要接着审阅，通常不会出问题，这样看漏关键信息的情况是非常少见的。虽说如此，若临床医生能本着学习和负责的态度再认真看一遍片子，也是对患者和自己双重负责的表现。

用真实病例告诉你啥叫"祸不单行"

患者病历	
基本信息	女性，35 岁
主诉	剧烈腹痛，呕吐
病史	月经推迟 10 日
会诊科室	妇科、ICU、外科
关键词	静脉留置针
	宫外孕
	后穹窿穿刺

育龄女性、腹痛休克、停经，医生听完汗流浃背

天刚蒙蒙亮，120 车就拉回一个急性腹痛的女性病人，35 岁，直接进了抢救室。

老马医生忙活了一个晚上，正准备让阿姨去买个早餐，就撞上了这个病人。得了，早餐也别想吃了。

出车的医生告诉老马，患者刚刚发生剧烈腹痛，还有呕吐，到了现场量了血压，110/50mmHg，血糖是正常的，腹痛原因不明，先给拉了回来。

患者这时候已经被安置上了抢救床。

"你说血压多少？"老马一边戴好手套，一边问出车的医生。

出车医生重复了一遍刚刚在车上量的血压："110/50mmHg，这个血压还行。"

老马望了他一眼，没再说话，赶紧让护士连上心电监护，再重新测量血压。此时患者人还是清醒的，但腹痛得弓着腰，像一只虾一样侧躺着，不停地发出痛苦的呻吟声。跟着来的家属是患者的丈夫，还有年幼的儿子。丈夫心急如焚。

老马关上了抢救室大门，不想听到孩子哭。

之所以老马要强调迅速复查血压，实在是因为病情危重了。"你看患者现在脸色都是白的，肯定是贫血。如果是慢性贫血那还好，但如果是急性贫血，那意味着什么？"老马问身旁的规培医生。

"如果是急性贫血，那当然意味着患者有出血，而且出血量很

大。"规培医生迅速反应过来，回答了老马。

老马点点头，让他再给患者拉个心电图。由于患者腹痛难耐，双手捂住下腹部，表情痛苦，一个人没办法完成心电图操作，他只好请身旁的护士帮帮忙。

"赶紧给她多打一个静脉留置针[1]。"老马吩咐另一个护士。患者在急救车上已经打上一个留置针了，用来补液的。但直觉告诉老马，一个留置针补液是远远不够的，必须要打上第二个针，甚至还要打个深静脉，才能更快更猛地补液。

为什么要这么快、这么猛地补液？

等等你就知道了。

普通留置针是打在人体手臂上的浅静脉的，应付一般的补液也就够了。但如果患者有休克，需要大量快速补液，那就必须有两个部位以上的静脉能够同时补液，或者有一个深部静脉可以补液，因为深部静脉很大很粗，流量大，单位时间能够进入的液体更多。

血压出来了，80/40mmHg！

老马紧皱着的眉头没有松开过，一看到这个血压，内心咯噔了一下，但毕竟是老江湖，处理问题上依旧不忙不乱。他让护士抓紧时间开通第二个静脉，再多拿几袋500mL的液体，"用最快的速度冲进去"。

"这是必须的，患者现在休克了，很可能是低血容量性休克。"老

---

[1]静脉留置针：又称静脉套管针。核心的组成部件包括可以留置在血管内的柔软导管/套管，以及不锈钢的穿刺引导针芯。使用时将导管和针芯一起穿刺入血管内，当导管全部进入血管后，回撤出针芯，仅将柔软的导管留置在血管内从而进行输液治疗。

马告诉规培医生。

本来还想跟规培医生分享一下诊疗过程，但现在显然不够时间了。老马抓紧时间检查了一遍患者身体（主要是腹部），发现患者腹部有压痛，腹部一被按压就哇哇叫，估计痛得不得了。

患者有腹痛，且是明显压痛，现在又休克了，很明显是腹部的问题，而且可能是致命的问题！

急诊科最害怕的症状就是腹痛、胸痛，因为导致腹痛、胸痛的疾病类型太多了，很多都可能迅速致命，一时半刻要鉴别也相当困难，搞不好分分钟闹出人命。

为今之计，必须迅速补液稳住血压，必要时还要用到升压药物，然后赶紧找出腹痛、休克的原因。

而要迅速揪出病因，往往靠三样东西：病史、体格检查、辅助检查（比如 B 超）。

老马见患者有些意识模糊了，尝试问了几个问题她都没怎么回答。

糟糕，这已经是休克的严重表现了，血压太低，大脑供不上血氧，所以出现功能障碍，人就会发生意识模糊，再进一步发展，非昏迷不可。

"赶紧补液，把血压弄上来，"老马开始有点急了，喊护士，"联系血库，就说我们先要 4 个单位红细胞，800mL 血浆。告诉他们要快，在抢救。"

安排完这些，老马又吩咐护士赶紧抽血化验动脉血气、血常规、凝血指标、肝肾功能等，同时让规培医生联系 B 超室，就说有病人需要紧急做腹部 B 超，病人情况不好，去不了（B 超室），只能请他们过来一趟了。

处理完病人后，老马赶紧出了抢救室，找到患者家属（病人丈夫），问他："什么时候开始出现的腹痛？当时在做什么？以前有没有类似的腹痛？"

本来直接询问病人是最好的病史收集方式，但是现在病人已经休克了，只能问家属了。还好两口子是一块生活，还能问出一些有用的细节来。

病人丈夫万分焦急，刚刚一直在抢救室门外等，现在坐在等候厅椅子上，见老马风风火火赶过来，他也赶紧站起来等候问话。然而听老马一口气问了这么多问题，他脑子也乱了。

老马从他语无伦次的回答中大致掌握了一些情况：患者两天前就说肚子隐隐不舒服了，今天早晨在做早餐的时候突然说腹痛加剧，痛得直不起腰，人也冒虚汗，所以赶紧叫了 120 车。

"医生，我老婆不要紧吧？"

老马告诉他："现在病人已经休克了，有性命危险，要告病重。"

他一听，登时六神无主。

病人没有发烧，现在肚子疼得厉害，都休克了，此类情况最常见的原因是胆囊炎、胆管炎导致的感染性休克。但病人丈夫说患者一个月前单位体检，做过 B 超，没有发现胆囊结石、胆管结石等情况，不大支持胆道感染可能。

病人如果真的得了胆囊炎或胆管炎，一般的体格检查都会有些发现，比如胆囊区有叩击痛、墨菲征阳性等。一个月前的 B 超结果还是很可靠的，这样看来，的确不像胆道问题。

　　此外，阑尾炎、胰腺炎等情况也是要考虑的，但考虑到患者之前没有暴饮暴食史，可能不大支持胰腺炎，毕竟多数胰腺炎都跟胆道结石、酗酒、暴饮暴食有关，而眼前这个女病人是一大早做早餐的时候病情加重的，说不过去。

　　肚子里的脏器太多，一时半刻是没办法迅速诊断的，这里必须再强调一遍。

　　老马又快速追问了很多情况，大致掌握了基本信息。患者初步看起来不像因脏器感染出现的感染性休克，倒是要警惕出血性休克的可能。

　　前面说到过，一个病人休克了，最常见的有三种类型：感染性休克、出血性休克、心源性休克。很显然，患者现在不大可能是心源性休克。

　　如果考虑出血性休克，那会是哪里出血呢？

　　肯定是腹部。

　　为什么腹部脏器会出血呢？最常见的是哪种器官出血？老马大脑迅速开始运转。

　　每一个急诊医生的临床思维都跟既往的经验教训有关。比如老马医生，他遇到过好几例宫外孕患者，曾经有一个宫外孕的年轻女性差点死在急诊科，这让老马心有余悸。

所以今天碰到这个急性腹痛，又已经出现休克的女性患者，老马第一时间也在考虑会不会又是宫外孕。如果真的是宫外孕破裂出血，那就太危急了。

想到这里，老马问患者丈夫："知不知道你老婆的月经情况？这个月的月经有没有正常来？"

还没等老马问完，他脸色大变，说："对对对……她这个月的月经推迟了差不多 10 天，我们还打算买验孕棒来着。"

老马一听，顿时汗流浃背。

育龄女性，月经推迟 10 天，腹痛到休克，临床上马上要警惕宫外孕情况，更别说吃过亏的老马了。

老马拿到家属签字，赶紧转身回抢救室，让护士插尿管，留尿液做妊娠试验，接着紧急打电话联系妇产科，请她们过来帮忙看看病人。

此时患者血压已经提升至 88/50mmHg，并没有一路往下掉，这让老马稍微宽了心。

但规培医生的话，彻底让老马抓狂了。

规培医生告诉老马，B 超室说他们科的电脑系统刚刚瘫痪了，开不了机，没办法做 B 超，现在工程师正在抢修。

什么？

老马瞪大了眼睛，急得浑身发抖。如果真的是宫外孕，没有 B 超那怎么诊断？

老马情急之下，直接拿起电话打给 B 超室，问他们还要修多久。对方说，时间不定，工程师正在修。

老马有点生气了，问："你们难道没有备用系统吗？这么重要的东西怎么能够说瘫痪就瘫痪呢！"

对方也生气了，说："有本事你让医院给我配啊！"挂了电话。

老马生气是不对的，他当然知道这点。迅速调整气息后，老马重新检了患者腹部，腹部膨胀不是太明显，不像是肚子里积了大量血液的表现。

"希望不要是腹腔出血，不要是宫外孕。"老马小声祈祷着，但随即理性思维又占领了他的头脑——这么剧烈的腹痛，还休克了，即便不是宫外孕出血，也是别的地方出血，比如脾脏、肝脏、小肠破裂等。但患者之前没有外伤病史，又怎么会是这些脏器破裂呢？急诊科见过很多脏器破裂，比如脾破裂、肝破裂，这些脏器的破裂基本上都是源于外伤，比如车祸、打架斗殴，或者是摔跤，等等。

血常规结果出来了，血红蛋白 68g/L。

这个结果在老马意料之内。

正常成年人的血红蛋白浓度参考范围是 120 ~ 160g/L，90 ~ 120g/L 算是轻度贫血，60 ~ 90g/L 算是中度贫血了。如果患者之前没有贫血病史，那么此时这样的血红蛋白浓度，很显然是因为患者体内发生了出血。

丢失的血液去了哪里呢？目前看来，最有可能的就是积聚在腹腔。

此时患者神志似乎清醒了一些，眼睛睁开，有些力气了，疼痛似乎也稍有缓解。

护士告诉老马："半小时之内，咱们补了将近2000mL液体。"这都归功于刚刚老马吩咐规培医生给穿刺的深静脉，打开了通道。

"血拿回来了吗？"老马问。

"还没，已经配血了，估计快了，血库说有血，优先给我们发，"规培医生说，"还有，老师你看，病人的尿妊娠试验结果出来了，是阳性的。"规培医生有些兴奋地告诉老马。

尿妊娠试验是阳性的。

这句话直接戳中了老马的心窝！

怀孕的女性，体内的人绒毛膜促性腺激素（HCG）会升高，不管是验血还是验尿都会发现。换句话说，直接检查患者尿里面的HCG就可以知道有无怀孕了。如果患者月经推迟10天没来，尿检又发现这个激素升高，那就基本上可以认为患者是怀孕了。

麻烦了。

怀孕本是件好事，碰上宫外孕就成了大麻烦

老马迅速捋了捋思路：育龄女性，腹痛休克，停经史，尿妊娠试验阳性……检查已经明确了患者妊娠的客观存在。但患者这个妊娠肯定是不正常的，正常的女性子宫内妊娠很少会发生这样的事情，除

非是异位妊娠，比如受精卵还在输卵管里就安营扎寨了，没有进入子宫，那么随着这个受精卵的发育，势必会出现问题的。因为输卵管里面的空间是很小的，一旦受精卵成长发育到一定程度，就会把输卵管撑破，这时候非常可能发生大出血，造成失血性休克。

"赶紧找妇产科医生过来。"老马让规培医生再去打电话。

妇产科值班医生接了电话，听到是急诊科有育龄女性腹痛，还休克了，脸都不洗就急匆匆赶过来了，头发还有些凌乱。

老马把这里的情况告诉了她。

妇产科医生听完后，撸起袖子，给患者下腹部再次做了按压检查。检查后告诉老马，右侧附件这里好像摸到有肿块，的确要考虑宫外孕破裂可能。

整个抢救室都弥漫着一种紧张的气氛。

腹痛休克的病人多了去了，单是腹痛老马一点都不紧张，但是育龄女性的腹痛是真让人心里发毛，尤其是存在宫外孕可能的女性，这个患者群体太特殊了。本来人家怀孕是好事，谁知搞成宫外孕，这会又是宫外孕破裂出血休克，搞不好命就丢了。

"B超做了吗？"妇产科医生扭头问老马。

老马苦笑，说："B超室电脑瘫痪了，做不了检查。"

"该死！"妇产科医生听说后也抱怨了起来。本来是不是宫外孕，直接做个阴道B超或者腹部B超就好了，如果能看到输卵管或者其他地方有孕囊，那就确定无疑了。

"这样吧，我让人把窥阴器等工具送下来，我们在这里做个后穹窿穿刺，如果能穿刺抽出血液，也基本可以认为是宫外孕破裂出血了。"妇产科医生转换了思路，告诉老马。

"好。"

老马瞅了一眼心电监护，血压 90/50mmHg，心率 120 次 / 分，血氧饱和度 97%。患者哼哼唧唧，眉头紧皱，双手始终捂着肚子，估计疼痛还没明显缓解，但血压没有迅速往下掉，这让老马稍感宽心。

妇产科医生重新找了家属谈话，告诉他病情严重，可能是宫外孕破裂出血，随时会死人，现在要做后穹窿穿刺检查，而且很可能还要紧急手术等。

患者丈夫这时候稍微冷静下来了，虽然紧张，但不蒙了，表示一切听医生的。

妇产科就在楼上，很快工具就送下来了。

妇产科医生摆好患者体位，快速消毒，窥阴器扩开宫颈，注射器伸进后穹窿……

"后穹窿"是一个解剖术语，在阴道的最深处，在这里穿刺，能抽到盆腔里面的液体（假如盆腔有液体的话）。打个比方，走廊（阴道）的尽头是一间屋子（盆腔），屋子放了什么东西我们不知道，这间屋子没有门也没有锁，只有墙，为了看清楚里面有什么，只能在墙上（后穹窿）砸个洞。后穹窿穿刺也差不多这个原理。

众人屏气凝神。

妇产科医生把注射器推入后穹窿，穿刺，然后回抽。

老马心都提到嗓子眼了。但见注射器回抽时，真的抽出了一管鲜红色的血液。

注射器回抽有血液，证明腹部最下端也就是盆腔里面真的堆积了血液。这就从侧面进一步证实，真的是宫外孕破裂出血。

"不等 B 超了，赶紧联系手术室紧急手术，开腹止血。"妇产科医生斩钉截铁地说。

老马对她的话深表赞同。

两人分头行动。老马在急诊科抗休克、稳住患者生命体征，找家属谈话；妇产科医生则联系了手术室、血库，还找了自己科的医生帮忙，再次跟家属沟通清楚。

安全起见，他们还找了医务科备案。紧急关头，医务科有必要知道这个病例的特殊性。孕妇是最特殊的群体，必须高度重视。

很快，一切准备妥当，血液也运送来了，患者边输血边被转运至手术室。老马不放心，亲自保驾护航，去之前把各种可能的并发症都跟家属说了，一言以蔽之，向家属传达了一个意思——不做手术必死，做了也不一定救得回来，但总算是一个机会。

这是所有临床医生的惯用话术了，毕竟没有 100% 安全的手术，任何手术都有风险。更何况现在这名患者已然身处旋涡中心，半条命都丢了。

救得回来就谢天谢地，救不了就是命了。

到了手术室，全身插管麻醉后，妇产科医生剖开了患者腹部。一打开腹部，所有人都惊讶了。整个腹腔都是血和血凝块，吸引干净后一统计，差不多有 3000mL。难怪患者休克无法纠正了。

妇产科医生迅速探查了右侧输卵管，不用太多检查便发现右侧输卵管有一个黄豆粒大小的破口，破口处依稀可见有鲜血流出。

终于真相大白。

妇产科医生手脚异常麻利，切除了病变部位，确认未再有出血，然后清理盆腔，留置盆腔引流管，做完这些就关腹了。

此时患者体内已经输入红细胞 8U，血浆 1600mL，还有大量的液体。患者血压稍微稳住了，102/60mmHg。

"患者是宫外孕破裂出血，虽然已经止血了，但毕竟病情危重，又大量出血，得先去 ICU 密切监护。"妇产科医生告诉家属。

家属感激万分。

大家也终于松了口气。

说到 ICU，不出大家所料，华哥又出场了。老马听说患者去了ICU，直接致电华哥，问病人情况如何。

华哥说："病人刚到，正在密切观察，不过既然已经切除了病灶，估计无大碍了吧，明天如果没什么事就转回妇产科了。"

挂了电话后，华哥依旧不放心，时不时到患者床旁转转。

此时已经是早上 10 点了。

上级医生特意叮嘱华哥，对这名患者得多留个心眼："患者一刻未离开 ICU，便一刻都不能松懈。医务科很重视这个病例，我们得确保万无一失。"

两种少见的脏器破裂，竟在一个人身上同时发生

然而，上级医生刚离开不久，华哥就感觉到不妙了。

刚刚我们讲过了，患者术后留置了盆腔引流管。为什么术后要留置一根引流管呢？目的就是引流腹腔、盆腔里面残留的血液及其他液体，万一再发生出血的话，血液会沿着引流管流出来。这样做一方面能让医生迅速捕捉到患者的实时状况，另一方面能缓解压迫症状。待过几天确认没有再出血，伤口愈合稳定后，再把引流管拔掉。

此前绝大多数情况下，这根引流管都是安安静静的，或者仅仅引流出少许血液，但今天情况不同了。

华哥观察了患者 30 分钟，发现盆腔引流管总共引出了将近250mL 血性液体，颜色比较红，像是血液。再加上患者术后心率一直偏快，120 次 / 分，这不得不让华哥担心。

这绝不是个好信号！

华哥心里发毛了，赶紧复查了一次血常规，同时再联系妇产科医生。等到妇产科医生过来的时候，患者的盆腔引流管已经引出将近350mL 的血性液体了。

"不行，肯定是有问题的，"上级医生说，"有可能需要重新打开肚子了，说不定里面还有出血。"

继续输血，抗休克。

"要不这样，先做个 B 超，看清楚肚子情况再说。"华哥提了个建议，因为刚刚 B 超室打电话过来说 B 超系统恢复使用了，随时可用。

"我们一边做术前准备，一边让 B 超过来，不耽误时间。"华哥说。

上级医生同意了这个建议。妇产科医生眉头紧皱，为今之计也只有这样了。

10 分钟过后，B 超室医生推着机子来了。一听说是出血的病人，没人敢耽误。

B 超一做，所有人都惊呆了。

天哪，脾破裂出血！

妇产科医生也蒙了，华哥的上级医生让他赶紧联系外科。

"这太扯淡了。"妇产科医生骂出了声，大家都知道她是一个风风火火的"女霹雳"，对她的粗口早就见怪不怪了。

谁能想到，患者宫外孕破裂的同时竟还发生了脾破裂呢！

宫外孕破裂出血本来就少见，脾破裂也不常见。两种脏器破裂同时发生在一个病人身上，那就真的实属罕见了，连医学文献上都没见过几例。

外科医生到了，跟家属沟通好后，迅速将患者推入手术室。

扩大了切口，再次剖开了腹部。

果不其然，腹腔里面又有出血。这次开腹，外科医生向上扩大了探查范围，直接查到了脾脏。

该死！真的是脾破裂了！外科医生神色紧张，额头上沁出了汗水。这种紧张倒不是因为脾破裂难缠，实在是病情太过诡异。

脾切除对外科来说不是难事，外科医生很快就把脾脏摘掉了，缝合了出血的血管。

血再次止住了。

这回，外科医生吸取了妇产科医生的教训，认认真真探查了几遍腹腔和盆腔，确保没有其他地方出血了，才敢关腹。

患者再次回到 ICU。

患者为什么会发生脾破裂呢？华哥术后追问患者家属才知道，三天前，患者跟小孩嬉闹时被撞了一下左胸口，当时觉得有点疼痛，但不严重，没想到就这么把脾脏撞破了。至于为何三天后才有腹痛大发作，大概是因为当时脾脏并没有破裂，三天后才破裂，或者是当时已经有破裂了，只不过伤口很小，出血很慢，直至后来伤口扩大才被察觉。

一般来说，轻微的碰撞不至于发生脾破裂。但运气这样的事情，谁也说不好。

就好像谁也猜不到这名腹痛女患者的体内竟有两个致命的位置同时出血。

这件事也再次给了所有人教训：腹部 B 超任何时候都不能忽略。如果第一次手术前就做了 B 超，估计当时就能发现同时有脾破裂了，妇产科医生可能就会邀请外科医生同时上台了，你搞定输卵管，我搞定破裂脾脏，关腹后皆大欢喜。

可能有人要问，随随便便切掉脾脏，对身体会不会不好？

答案是肯定的。脾脏是人体的免疫器官，切掉脾脏后身体免疫力下降，肯定会有感染风险，部分患者将来面对感染时，可能会发生免疫崩溃，应付不了感染，尤其是小孩子。

　　但对这名因脾破裂而大出血的女患者来说，彼时最要紧的是解决脾破裂出血的问题，否则马上没命。破裂了的脾脏是没办法修补的，只有切掉，才能较好地缝扎血管止血，保全生命。

　　没了脾脏的人，以后就只能好好锻炼身体，预防感染了。

　　希望她平安。

后记

<svg>🝰</svg>

故事讲完了，也辛苦各位看完了。

鉴于我的水平有限，本书难免会有错漏，恳请读者朋友指正，我将不胜感激。若这些记录能为大家带来一点帮助，我将备感欣慰。

最后，我要再次重申，本书中所描述的病例都是比较复杂的，部分甚至属于疑难杂症，临床并不多见。

面对疑难杂症，临床医生的诊治过程并不总是顺利的，甚至有些磕磕碰碰，比如要多做很多检查、多走一些弯路，病人要多经受一些折腾，最终才明确诊断（一些病症甚至始终无法得出最终诊断），但这些并非临床常见情况。

临床上，多数疾病的诊断还是相对简单的，医生多数情况下凭借了解病史、进行简单的辅助检查就能得出结论，治疗过程也大多是平坦的。读者朋友们千万不要被本书中的故事吓到了，以为去医院挂急诊都要经受"九九八十一难"，甚至有哪里不舒服都不敢去医院了，果真如此，那就是我的罪过喽！

写作本书的初衷是想通过一些复杂的病例，让非医学专业的读者朋友们知道，医学是具有不确定性的，有时候简单，有时候复杂，我们要理解这种不确定性，以便更好地参与到疾病的诊治当中。医患互相配合，促进信任，才能更好地治疗疾病。

正如我时常对患者提起的一句话："医患是同一条战壕里的战友，我们的共同敌人是疾病。面对敌人，彼此信任才是制胜的法宝。"

想了解更多医学科普知识，可以关注我的微信公众号"听李医生说"，等您到来。